疼痛评估

实用手册

周 阳 主编

+ + +

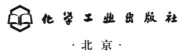
化学工业出版社

·北京·

本文主要介绍疼痛概述、常见疼痛评估工具、常见疼痛评估问卷、常见疼痛相关评估工具附录等，不仅涉及普通人群、小儿和特殊人群等疼痛评估工具，同时包括与疼痛相关的评估工具如功能活动、镇痛评估、肌力评估和硬膜外镇痛感觉阻滞评估，还附了常用的与疼痛管理、疼痛患者生活质量等相关的问卷及量表，力求使医务人员较好地评估患者的疼痛。

本书适合各科医务人员，特别是疼痛科、骨科医务人员，尤其是护理人员。

图书在版编目（CIP）数据

疼痛评估实用手册/周阳主编．—北京：化学工业出版社，2020.3（2023.9重印）
ISBN 978-7-122-36130-1

Ⅰ．①疼⋯　Ⅱ．①周⋯　Ⅲ．①疼痛-评估-手册
Ⅳ．①R441.1-62

中国版本图书馆CIP数据核字（2020）第021898号

责任编辑：戴小玲　　　　　　　　　　　　　文字编辑：赵爱萍
责任校对：宋　夏　　　　　　　　　　　　　装帧设计：史利平

出版发行：化学工业出版社（北京市东城区青年湖南街13号　邮政编码100011）
印　　装：北京建宏印刷有限公司
710mm×1000mm　1/16　印张12　字数127千字　2023年9月北京第1版第3次印刷

购书咨询：010-64518888　　　　　　　　　　售后服务：010-64518899
网　　址：http://www.cip.com.cn
凡购买本书，如有缺损质量问题，本社销售中心负责调换。

定　　价：49.00元

版权所有　违者必究

编写人员名单

主　编：周　阳

副主编：余　婕　　曾必云

编　者：丁小萍　上海长征医院

　　　　万昌丽　上海长征医院

　　　　王　伟　上海长征医院

　　　　邓露茜　中南大学湘雅医院

　　　　卢凤娟　山东省立医院

　　　　冯成成　中南大学湘雅医院

　　　　朱　亚　中国人民解放军联勤保障部队第九〇三医院

　　　　刘墨言　中南大学湘雅医院

　　　　苏曼曼　中南大学湘雅医院

　　　　李　文　中南大学湘雅医院

　　　　李丹梅　中南大学湘雅医院

　　　　李凯霖　中南大学湘雅医院

　　　　李玲利　四川大学华西护理学院

　　　　杨　旭　北京协和医院

　　　　杨　驰　中南大学湘雅三医院

　　　　杨　艳　中南大学湘雅医院

　　　　佘　晓　中南大学湘雅三医院

　　　　余金秀　中南大学湘雅医院

　　　　余　婕　中南大学湘雅医院

　　　　应　瑛　宁波市第六医院

闵　燕　南昌大学第一附属医院

汪亚兵　安徽医科大学第一附属医院

张　燕　北京协和医院

陈　洁　中南大学湘雅医院

陈佳丽　四川大学华西医院

易银芝　湖南省儿童医院

周文娟　武汉协和医院

周利平　湖南省妇幼保健院

周　霞　中南大学湘雅医院

胡呈慧　中南大学湘雅医院

姜鲜银　中南大学湘雅医院

郑晓缺　中国人民解放军总医院

郑悦平　中南大学湘雅医院

房巧燕　湖南省妇幼保健院

唐　慧　中南大学湘雅医院

黄天雯　中山大学附属第一医院

崔　静　中国人民解放军海军军医大学

梁　英　中南大学湘雅医院

曾必云　中南大学湘雅医院

谢鑑辉　湖南省儿童医院

秘　书：苏曼曼　柏丽嘉

随着医学模式向生物—心理—社会模式的转变，国际上已明确将疼痛作为第五生命体征，医疗工作中疼痛的评估与处理亦备受国内外的重视。疼痛评估是疼痛管理的第一步，而选择合适的疼痛评估工具是正确评估疼痛的前提，对于实现有效的疼痛管理具有重要意义。

目前，国内外的疼痛评估工具多达几十种，但是没有一种方法或评价工具可以当"金标准"来使用。疼痛是患者的一种感觉与情感体验，有许多主观成分，促进或妨碍表达疼痛的因素也很多，很难客观而精确的计量和比较。在临床工作或者科研教学中，如何正确选择适用于患者的疼痛评估工具、如何准确地使用疼痛评估工具，从而进行有效的疼痛评估仍是大多数医护人员的困惑。基于此，中南大学湘雅医院与全国17家医院通力合作编著了本书，以期为医护人员选择工具进行疼痛评估提供参考依据。

本书包括疼痛概述、常见疼痛评估工具、常见疼痛评估问卷、常见疼痛相关评估工具、附录等章节，不仅涉及普通人群、小儿和特殊人群等疼痛评估工具，同时包括与疼痛相关的评估工具如功能活动、镇痛评估、肌力评估和硬膜外镇痛感觉阻滞评估，较全面涵盖了临床常用的33种疼痛评估工具。本着科学精准、简便易行的原则，对每一评估工具的研制过程、信效度、使用方法、适用人群、应用情况进行阐述，同时结合案例解析对操作要点、注意事项进行详细讲解，更注重结合临床实际情况，体现临床实用性、操作性和可行性。

本书在编写过程中，得到了中南大学湘雅医院和全国17家医院护理部、科室主任及医生的悉心指导和帮助，在此表示衷心的感谢。由于水平和时间有限，难免会有疏漏之处，敬请各位专家和读者朋友们批评指正。

编　者

2019年9月

目
录

第一章　概述 ———————————————————————————————— 1

第一节　疼痛概述 / 2

一、疼痛的定义与常用术语 / 2

二、疼痛的分类 / 3

三、疼痛的发生机制 / 7

四、疼痛的病因 / 10

五、疼痛的治疗原则 / 12

六、护士在疼痛管理中的作用与角色 / 16

第二节　疼痛评估原则 / 22

一、相信患者主诉 / 22

二、常规评估 / 23

三、全面评估 / 23

四、动态评估 / 23

第二章　常见疼痛评估工具 ———————————————————— 25

第一节　普通人群疼痛评估工具 / 26

一、数字评定法（NRS） / 26

二、语言描述评分法（VRS） / 30

三、Wong-Baker面部表情量表 / 34

四、视觉模拟评分法 / 37

五、长海痛尺 / 41

六、行为疼痛评估 / 45

七、ID Pain量表 / 49

第二节　常见小儿疼痛评估工具 / 53

一、儿童疼痛行为量表 / 53

二、改良儿童疼痛行为评分量表 / 57

三、东安大略儿童医院疼痛评分 / 60

四、Hester扑克牌评分法 / 65

五、新生儿疼痛评估量表 / 68

六、指距评分法（FSS） / 72

七、早产儿疼痛评分简表 / 75

第三节　常见特殊人群疼痛评估工具 / 80

一、五指疼痛评分法 / 80

二、非言语性疼痛指标量表 / 83

三、重症监护疼痛观察量表 / 86

四、重度痴呆患者疼痛评估表 / 91

五、Doloplus-2疼痛评估量表 / 95

第三章　常见疼痛评估问卷 　　　101

一、McGill疼痛问卷 / 102

二、简化的McGill疼痛问卷 / 111

三、休斯顿疼痛情况调查表 / 117

四、简明疼痛量表 / 122

第四章　常见疼痛相关评估工具 　　　126

第一节　功能活动评分 / 127

第二节　镇静评估 / 134

一、Richmond躁动-镇静评分量表 / 134

二、Ramsay镇静评分量表 / 138

三、Riker镇静-躁动评分量表 / 142

四、镇静反应程度 / 145

第三节　肌力评估 / 150

一、英国医学研究理事会肌力分级标准

（MRC分级）/ 151

二、Bromage运动阻滞评分 / 155

第四节　硬膜外镇痛感觉阻滞评估 / 159

一、硬膜外间隙的解剖生理知识 / 159

二、感觉阻滞评估 / 160

三、案例分析 / 161

第五节　呕吐评估 / 162

一、术后恶心呕吐评价量表 / 163

二、PONV视觉模拟评分 / 167

附录 ━━━━━━━━━━━━━━━━━━━━━━━━━━━━ 171

一、术后疼痛评估护理实践问卷
（PPA-NPQ） / 172

二、疼痛管理知识和态度调查（KASRP） / 174

三、卡尔森循证式疼痛管理先决条件量表
（CPCI） / 180

第一章

概述

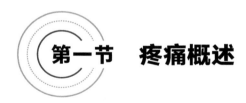

第一节 疼痛概述

一、疼痛的定义与常用术语

（一）疼痛的定义

1979年，世界卫生组织（World Health Organization，WHO）将疼痛定义为：组织损伤或潜在组织损伤所引起的不愉快感觉和情感体验[1]。1995年，美国疼痛学会（American Pain Society，APS）主席James Campell已明确将疼痛列为继体温、脉搏、呼吸、血压之后的"第五大生命体征"[2]。2016年11月，国际疼痛研究协会（International Association for the Study of Pain，IASP）对疼痛的最新定义为"一种与实际或潜在的组织损伤相关联的包括了感觉、情绪、认知和社会成分的痛苦体验"[3]。疼痛的最新定义在以往感觉和情感的基础上，增加了认知和社会两个维度，突出了疼痛对个体多方面的影响，这正与所提倡的"生物－心理－社会"医学模式相契合。IASP认为疼痛是手术患者最原始的恐惧之一，是不舒适中最常见的临床表现，也是机体对有害刺激的一种保护性防御反应。如今，疼痛已成为医生、护士和患者都关心的问题，同时避免疼痛也是患者最基本的权利之一。有研究认为，与潜在的症状相比，疼痛对患者造成的危害更为严重，持续疼痛会导致患者的神经系统发生病变，甚至导致睡眠障碍、焦虑、人格扭曲等严重后果[4~6]。

（二）疼痛的常用术语

疼痛是临床最常见的症状，也是人们的健康受到威胁的主要信号，与疾病的发生、发展和转归有着密切的联系。它既是医疗诊断和疾病鉴别的重要指征之一，也是评价治疗效果、护理措施的主要指标。

根据疼痛产生的来源被描述为：头痛、牙痛、胃痛、胸痛、腹痛、腰痛、四肢痛等。

依据疼痛发生的性质被表达为：刺痛、钝痛、锐痛、触痛、酸痛、压痛、胀痛、剧痛、隐痛、绞痛、搏动性痛、刀割样痛、烧灼样痛、电击样痛、压榨样痛、钻顶样痛、牵拉性痛和放射性痛等。

不同患者因年龄、文化背景等因素影响，对疼痛的认知与理解、耐受力、表达能力及表达方式等均存在个体差异，临床上大部分患者对疼痛的主诉是将上述情况合二为一，其称谓如：头部胀痛、牙齿酸痛、腹部刀割样痛、四肢触痛、腰部压痛等。

二、疼痛的分类

（一）依据疼痛的持续时间，从损伤组织的愈合角度分类

依据疼痛的持续时间，从损伤组织的愈合角度，可将疼痛划分为急性疼痛和慢性疼痛[7,8]。

（1）急性疼痛：持续时间相对较短，通常指疼痛时间短于3个月，与疼痛强度无关，常常与创伤、手术、炎症或某些疾病状态有关。

（2）慢性疼痛：指时间超过3个月的持续疼痛，也可以是原发疾病或组织愈合后持续存在，伴有焦虑、抑郁等精神心理改变，严重影响患者的正常生理功能和生活质量的疼痛。

（3）急性疼痛和慢性疼痛可相互转换：急性疼痛在初始状态下没有被有效的控制可能转变为慢性疼痛，其发生的原因包括外周伤害性感觉器发生敏化，局部神经递质和致痛相关的细胞因子如兴奋性氨基酸、构型环氧化酶-2上调、离子通道改变，脊髓神经元发生可塑性变化以及中枢神经系统致敏所致。慢性疼痛也可以因为某些诱发因素，如精神紧张、焦虑、恐惧等导致急性发作，转变为急性疼痛。

（二）依据疼痛发生的性质，从病理生理学的角度分类

依据疼痛发生的性质，从病理生理学的角度，可将疼痛划分为伤害性疼痛、神经病理性疼痛和混合型疼痛[7, 8]。

（1）伤害性疼痛：是指有害刺激，如机械、化学和温度刺激等，作用在伤害性感受器（A-δ和C纤维）而导致的疼痛，它与实际的组织损伤或潜在的组织损伤有关。

（2）神经病理性疼痛：是指中枢或外周神经长期受到损害后，原先只负责冲动传递的神经纤维或疼痛中枢产生了神经冲动所导致的疼痛。常表现为持续性或阵发性的特点，被描述为烧灼

样、电击样、射击样、麻刺感等症状，异常性疼痛和痛觉过敏是其特征性的表现，其中异常性疼痛是指通常不引发疼痛反应的刺激如轻触即可引起患者明显的疼痛；而痛觉过敏是指对痛觉刺激的敏感性增强。初始的痛觉增敏源于C纤维的敏化，在损伤区域局部即刻发生。继发的痛觉增敏来源于脊髓背角神经元的敏化，发生在损伤区域周围的未损伤区域。目前对于神经病理性疼痛的治疗比较困难，常常结合抗惊厥药、抗抑郁药和抗心律失常药等治疗，效果明显。

（3）混合型疼痛：兼备上述两种疼痛机制。

（三）依据疼痛发生的部位，从人体解剖学的角度分类

依据疼痛发生的部位，从人体解剖学的角度，可将疼痛分为皮肤痛、躯体痛和内脏痛[7, 8]。

（1）皮肤痛：是指疼痛发生在皮肤、黏膜、皮下组织，其对外界机械、化学、温度刺激比较敏感，疼痛定位准确，患者常常描述为锐痛、刺痛或灼痛等，并伴有皮肤触痛、痛觉过敏等表现，其特点是"双重感觉"，即产生两种不同性质的疼痛。刺激后立即出现的尖锐性刺痛（快痛），定位准确，去除刺激后很快消失，之后出现烧灼样痛（慢痛），定位不够准确。

（2）躯体痛：是指肌肉、肌腱、筋膜和骨关节等深部组织损伤引起的疼痛。这些组织的神经分布各有差异，对疼痛刺激的敏感性不同，其中以骨膜分布最密，痛觉最敏感。躯体痛对过度牵拉、机械损伤、压迫、炎症的刺激比较敏感，患者常常描述为钝

痛或抽筋等，并伴有皮肤触痛、反射性肌痉挛、交感神经兴奋等症状和体征。

（3）内脏痛：是指腹腔器官因各种炎症、缺血、出血性病变的持续性刺激所致的症状，常伴有呕吐、腹胀、黄疸、肛门停止排气、排便、发热、血尿等临床表现，内脏疼痛对牵张、收缩、痉挛等比较敏感，但疼痛定位比较模糊，有体表牵涉痛，患者常常描述为绞痛或烧灼痛。急性内脏疼痛常伴有恶心、出汗、心率加快等自主神经系统症状，未明确诊断的内脏痛禁用镇痛药物、禁灌肠、禁热敷等。

（四）依据疼痛发生的机制，从疼痛传导途径的角度分类

依据疼痛发生的机制，从疼痛传导途径的角度，可将疼痛分为牵涉痛、假性痛[7, 8]。

（1）牵涉痛：内脏痛常伴有牵涉痛，即内脏器官疾病引起疼痛的同时在体表某部位亦发生痛感或痛觉过敏。牵涉痛与病变的内脏有一定的解剖相关性，如心绞痛可牵涉至左肩或左前臂内侧疼痛；胆囊疾病疼痛可牵涉至右肩痛，胰腺疾病疼痛可牵涉至左腰背部。牵涉痛的发生是由于原发病灶痛觉冲动，经传入神经使同一脊髓节段感觉神经兴奋，导致由其所支配的皮肤区域出现疼痛或痛觉过敏。

（2）假性痛：是指患者在病变部位已经去除后，仍感到相应部位疼痛，如截肢患者仍可感觉已不存在的肢体疼痛。其发生可能与病变部位去除前的疼痛刺激在大脑皮质形成兴奋灶的后遗影响有关。

三、疼痛的发生机制

疼痛不是单一的临床症状，而是复杂的、多因素协同作用的结果，疼痛的发生机制是非常复杂的，有研究认为游离的神经末梢是痛觉感受器，各种伤害刺激首先引起组织释放某些致痛物质，如乙酰胆碱、5-羟色胺、组胺、缓激肽、钾离子、氢离子、酸性代谢产物等，这些物质作用于游离神经末梢，产生的痛觉冲动迅速沿传入神经传导至脊髓后根，通过脊髓丘脑束和脊髓网状束上行，传至丘脑，进入内囊并投射到大脑皮质痛觉感觉区，引起疼痛。人体的大多数组织都有痛觉感受器，它们分布在皮肤及深部组织内。传入神经纤维中的A-δ纤维与传导快痛有关，C纤维与传导慢痛有关。大脑皮质是疼痛的感觉和反应的高级中枢。

关于疼痛产生机制的理论中，较为常用的是Welzack和Wall的闸门控制通道理论[9]。该理论认为，疼痛的存在及其强度有赖于神经的活动，在脊髓后角胶状质内有类似闸门的"装置"，这是一种控制疼痛感觉信号输入的闸。当有信号经小直径纤维如痛觉A-δ纤维和C纤维输入时，此闸门就会打开，将信号传至中枢以引起疼痛的感觉反应。反之，闸门关闭，则疼痛感觉无法到达意识层面，故不会有疼痛的感觉。而大直径神经纤维活动度有使闸门关闭的倾向，从而阻断小直径纤维所传送的冲动。皮肤有许多粗神经纤维，利用刺激皮肤的各项措施，如按摩、冷敷、热敷、触摸、针灸、经皮神经电刺激等，增加大纤维活动量，可减少疼痛的感觉。此外，脑干可调节感觉的输入，如个体接受适量或过量的感觉纤维，脑干会传出冲动关闭闸门并且抑制疼痛冲动的传递。反之，缺乏感觉纤维的输入，脑干就不会抑制疼痛冲动的传递，闸门打开而疼痛即可被传送。应用此原理，可以用某些方式输入感觉，如分散注意力、引导幻想及想象，从而达到减轻疼痛的目的。

随着医学科学的进步与发展，目前对于疼痛发生机制的研究已由宏观的生物力学、解剖结构、组织病变等方面转移到相关细胞因子、神经机制等微观因素方面，其主要学说有以下几个[10～12]。

（一）神经源性炎症过程

疼痛的早期阶段有炎症成分，通过细胞活素与初级传入激活和敏化相关的局部损伤，从而引起神经肽释放，主要包括P物质（substance P，SP）和降钙素基因相关肽（calcitonin gene-related peptide，CGRP）等。慢性神经肽释放可以引起疼痛局部症状，并可促使C纤维末梢敏感性增高，还可刺激交感末梢，间接加剧局部的痛觉过敏。另外，中枢神经肽释放增加可以导致中枢性伤害敏化并可引起运动障碍。神经损伤炎症表现明显时CGRP释放显著增加，脊髓背角神经元SP受体（NK1-R）上调，SP又可使中枢神经元敏化。兴奋性氨基酸受体（NMDA）也与痛觉过敏的形成有关。

（二）交感神经系统功能损伤

大量证据表明，交感神经系统在此病症的演变过程中起着重要作用。疼痛可能由于交感神经对损伤反应的持续时间延长所引起。疼痛急性期最初几周受累肢体皮肤温度上升，皮肤血管收缩功能降低。除神经源性炎症因素外，还由于去甲肾上腺素的血管调节功能降低，最初症状表现为寒冷和慢性阶段皮温不升，伴有出汗增加，这是中枢源性的；发展到慢性阶段血管收缩增加，导致皮肤寒冷，此可能是外周交感神经功能受损及交感性去神经支配，血管对儿茶酚胺敏感性增加所致。疼痛血管收缩功能受损与中枢神经系统交感功能异常导致温度调节失衡，与中枢儿茶酚胺能神经元的去神经的超敏感性有关。

（三）交感传出与伤害性传入之间存在病理性偶联

疼痛反应可能是致敏的末梢传入神经元进一步为所连接的末梢交感神经元致敏的结果。有两种现象提示至少有一部分疼痛患者存在交感-传入偶联：交感神经阻滞有效，以及皮内注射去甲肾上腺素可以引发疼痛。解释就是受损神经伤害性传入可能存在肾上腺素受体的上调和超敏，除此之外还有直接的偶联。长期交感神经系统损伤和慢性的神经源性炎症可能导致小动脉血流减少，毛细血管营养供给减少。这样在受损区就形成低氧和酸中毒，缓冲能力降低。炎性介质是强力致痛物质，从而引起疼痛和机械性痛觉过敏。交感神经系统又进一步影响炎性介质，关节炎症时外周交感神经元的作用容易引起血浆外渗。

（四）长期伤害性传入冲动引发皮质改变

据报道疼痛患者中有受损躯体区显著麻木（大约50%）或偏侧感觉受损，这种现象尤其在复杂性局部疼痛综合征 I 型中，不能单纯由外周神经损伤来解释，而且疼痛缓解时麻木迅速减轻。皮内注射辣椒素可诱发周围触觉过敏，可能是因为C传入纤维去极化导致脊髓水平低阈值机械感受器突触前抑制，而且有实验显示疼痛可以损害感觉诱发电位的皮质处理加工，慢性疼痛可能影响触觉的皮质处理。这就可以解释为什么麻木经常超出神经根或单一外周神经支配的区域，更进一步的症状表明皮质感觉处理的改变与患者疼痛感觉相关。应用脑磁波描记仪结果证明，患者皮质代表区范围明显缩小，皮质重组与疼痛总和呈线性关系，随疼痛减轻而恢复。这些发现表明疼痛患者正在发生的疼痛改变了大脑体感加工过程。尤其是一些以中枢神经系统症状为主的重症患者，有限的抑制皮质重组能力可能是减缓疼痛发展的前提。

四、疼痛的病因

疼痛是各种病因或器官功能紊乱引起的感觉神经系统发生的一系列病理、生理变化，包括末梢和中枢神经系统，尤其是大脑的感知、整合、调控和感受，导致疼痛的感觉和疼痛的感受。

组织损伤或疾病是疼痛病因的主要部分，感觉神经系统则是疼痛产生的核心和关键。临床上无论何种疾病和病理生理改变，产生疼痛的感觉和感受均会涉及神经系统，任何疼痛均包含躯体、心理和社会等成分，有些疼痛以躯体症状为主，有些疼痛则以心理感觉为主，总体来说，疼痛是一个生理－心理－社会综合表现模式。

IASP在疼痛分类中，提出优先考虑疼痛原因，统筹考虑疼痛潜在的病理生理学机制与疼痛产生的部位，将疼痛分为6大类[13]。

（1）炎性：病因包括感染和损伤。感染常由于细菌、病毒、结核或其他微生物产生，损伤常由于退变、创伤、手术等产生，炎症是其共同的组织病理。炎症又可分为组织源性炎症和神经源性炎症。绝大多数肩颈痛、关节痛、肌筋膜痛属于炎性痛范畴。

（2）神经源性：病因包括神经卡压、神经缺血缺氧、切断、细菌和病毒侵犯。具有共同的组织病理和神经生理变化，即神经变性、无髓鞘纤维缺失和有髓鞘纤维脱髓鞘、中枢神经系统可塑性变化及传导异常等。而脱髓鞘原因，其中有神经内微循环障碍及结缔组织增生，如三叉神经痛、带状疱疹后神经痛、糖尿病周围血管神经病变、手术或创伤后神经卡压、HIV感染神经病变、放化疗神经病变、酒精中毒、脑卒中后中枢痛和交感神经病变等。

（3）癌性：病因包括一系列病理生理改变，如早期炎性疼痛和随着病程进展出现的感觉神经与交感神经损伤引起的神经病理性疼痛、内胀痛、骨损伤、细胞死亡、骨破坏等，同时焦虑、恐惧、认知障碍等情绪变化也是导致癌性疼痛的原因。

（4）痉挛：又称缺血性疼痛，病因包括血管狭窄、组织缺血、水肿、功能障碍或结构障碍等，如大部分内脏痛、雷诺现象、痛经、手术后平滑肌痉挛、腘绳肌痉挛等。

（5）心因性：病因不明，诱因包括情绪、情感、社会心理因素等。此类疼痛不能用解剖学病变加以解释，单纯使用疼痛药物无效，常伴有抑郁、焦虑等情绪状态。

（6）其他：这一类疼痛病因不明确，病理生理变化复杂多样，发病机制尚未探明，包括特发性疼痛、反射性疼痛以及非疼痛性疾病，如多汗症、睡眠障碍等。

五、疼痛的治疗原则

疼痛既是患者的主观感觉，也是一种疾病，是影响机体康复的重要因素之一。目前，疼痛治疗作为加速康复外科核心理念已在围手术期广泛应用，并被证实是行之有效的好方法。随着社会的不断进步、医疗的快速发展，人们的健康意识也在逐渐增强，对疼痛治疗和护理也提出了更高的要求。现将疼痛治疗原则[14]，概括如下。

（一）预防性镇痛

预防性镇痛是在疼痛发生之前采取有效的措施，并在围手术期全程给予适当的预防性措施，以减轻围手术期有害刺激造成的外周和中枢敏化，降低术后疼痛强度，减少疼痛药物的需求即我们常说的超前阵痛。预防和抑制中枢敏化是预防性镇痛的核心。相关指南推荐在伤害性刺激（手术刺激）发生前使用快速通过血脑屏障抑制中枢敏化的药物，有利于打断疼痛链，降低术后疼痛程度。

（二）多模式镇痛

将作用机制不同的镇痛药物和镇痛方法组合在一起，发挥镇痛的协同或相加作用，降低单一用药的剂量或不良反应，同时可以提高机体对镇痛药物的耐受性，加快药物起效时间并延长镇痛持续时间。理论上讲最为理想的镇痛方法是多个阶段（术前、术中、术后）、多种途径（外周、局部、脊髓水平、脊髓上水平）、多种药物（阿片类、非甾体类抗炎药、局麻药等）联合应用，既达到完善的镇痛，又最大限度地减少不良反应。目前，国内围手术期多模式镇痛一般包括：药物的口服或肌内注射，神经阻滞，关节或切口周围注射，联合椎管内麻醉和患者自控镇痛泵的使用等，应注意的是上述多模式镇痛需避免重复使用同类药物。

（三）个体化镇痛

不同患者对疼痛和镇痛药物的反应存在个体差异，因此，镇痛方法因人而异，不可采用"套餐"医嘱，也就是固定的镇痛药物使用方案，应在患者应用预防性镇痛药物后，按时评估镇痛疗效，及时调整药物、剂量及用药途径。个体化镇痛的最终目标是应用最小剂量达到最佳的镇痛效果。

（四）按阶梯给药

早在1986年，WHO就提出了三阶梯镇痛治疗策略[15]，即根据患者疼痛的轻、中、重不等的程度分别选择第一、第二及第三阶梯的不同镇痛药物。

第一阶梯：为非阿片类药物＋非药物治疗。适用于疼痛评分≤3分的轻度疼痛者。非阿片类药物目前临床应用以非甾体类抗炎镇痛药（non-steord anti-inflammatory drugs, NSAIDs）为主[16]，该药物为非处方药，除对轻度疼痛有肯定疗效外，也可增加第二阶梯、第三阶梯用药的效果，但当使用一种NSAIDs药物疼痛得不到缓解时，不宜再换用其他同类药物，因为NSAIDs药物有封顶效应，所以可直接升级使用第二阶梯药物。非阿片类常用药物包括阿司匹林、吲哚美辛（消炎痛）、塞来昔布、罗非昔布和选择性环氧化酶-2抑制剂等。非药物治疗包括患者教育、冷敷、热敷、针灸、按摩、经皮电刺激疗法等，分散注意力、放松疗法和自我行为疗法等。非药物治疗对不同类型疼痛有不一样的治疗效果及注意事项，应根据疾病及其病情进展选择不同的非药物治疗方法。

第二阶梯：弱阿片类药物+NSAIDs药物+非药物治疗（如心理疏导等）。适用于疼痛评分为4～6分的中度疼痛者。首次使用阿片类药物加NSAIDs药物可产生良好的镇痛效果，但弱阿片类药物的安全使用剂量往往受到有封顶效应的NSAIDs药物剂量的影响，故当二阶梯药物使用后疼痛控制效果不佳时，应选用第三阶梯药或单一强阿片类制剂。弱阿片类药物包括可待因、布桂嗪（强痛定）、曲马朵（曲马多）、酒石酸二氢可待因（双克因）等。

第三阶梯：强阿片类药物+NSAIDs药物+非药物治疗+辅助用药。适用于疼痛评分≥7分的重度疼痛者。强效阿片类药物，以吗啡为代表。常用药物包括哌替啶（杜冷丁）、吗啡缓释片（美菲康）等。强阿片类药物使用剂量无极限，因此在强阿片类药物镇痛疗效不佳时，应增加使用剂量而不是增加另一个同类药物，但长期使用阿片类药物可引起欣快症和成瘾性。常用辅助用药包括镇静药、抗抑郁药、抗焦虑药或肌松药等。

在临床镇痛治疗实践中，医护人员积累了丰富的经验，对疼痛治疗原则有了更深入、更细化的解读，主要包括以下几点。

（1）关于镇痛药物的用药途径：首选口服用药途径，次选无创给药方法，如使用透皮贴等，不提倡一律使用静脉自控镇痛泵（patient controlled analgesia, PCA），以免增加恶心、呕吐、呼吸抑制等不良事件的风险，也不赞成一律使用哌替啶肌内注射的途径，因肌内注射的给药方式，具有吸收不规律、镇痛覆盖不全的缺点。

（2）关于镇痛药物给药时间：依据药物半衰期及作用时间，定时给药，其目的是使疼痛得到持续的缓解。反对单一按需给药的prn（拉丁文pro re nata，中文必要时）医嘱，提倡既要有长期医嘱，也要有临时医嘱。

（3）关于按阶梯给药的说明：在疼痛治疗过程中，需反复评估疼痛的程度，及时按阶梯调整用药、剂量及给药方式，既要确保患者处于无痛或微痛状态，提高生活质量，又要预防镇痛过度，导致掩盖病情或发生呼吸抑制等并发症。反对无计划用药及错误的处方搭配。

（4）关于用药个体化的说明：药物的选择，必须考虑主要用药、辅助用药和突发疼痛的处理，根据患者的疼痛强度、性质，对生活质量的影响，对药物的耐受性、偏爱性、经济承受能力等个体化的选择药物、确定剂量。防止片面理解个体化用药即是按患者意愿给药的错误观念。

（5）其他需要注意的细节：镇痛的目的是使患者在获得镇痛治疗的同时，将不良反应降到最低，从而提高患者生活质量。因此，疼痛治疗过程中要密切观察疗效，认真评估体征，同时耐心解答患者疑问，及时、恰当的预防与处理镇痛不良反应等。

（6）其他需要重视的问题：疼痛时患者常伴有焦虑、紧张等负面情绪，因此，对疼痛发生的病因和镇痛可采取的措施要充分告知患者，对镇痛的疗效和出现的不良反应要及时反馈医生，同时医护患三方沟通要到位，尤其是与患者的沟通及健康教育需强化，以稳定患者的情绪，减轻患者的不安，得到患者的配合，从而达到理想的减痛效果。

六、护士在疼痛管理中的作用与角色

（一）护士在疼痛管理中的作用

近年来，随着医疗科学技术的迅猛发展和医疗模式的转变，疼痛诊疗转向多学科相结合的管理体系，疼痛管理团队由临床医生、麻醉医生、护士、心理治疗师、理疗师等成员组成，当前国内外疼痛管理专业组成人员在逐步从以麻醉师为主导的模式转向以护士为主体的模式，护理人员在疼痛管理中的独特和关键的作用正日益凸显，良好的护理是缓解患者疼痛的重要环节和有效措施。

护士依据预防性镇痛、多模式镇痛和个体化镇痛的理念，落实治疗性镇痛方案，实施疼痛管理方法、原则和流程，在患者疼痛管理中的主要作用简述如下。

（1）选择规范、合理的疼痛评估方法：根据患者的理解能力与表达能力，临床上通常选择视觉模拟评分和数字评价量表两种方法评估静息状态下的疼痛分值。但深呼吸、咳嗽、下地行走、康复锻炼等运动状态下的疼痛评估，则采用功能活动疼痛评分法（functional activity score，FAS）。区分各种评分方法的适应证，正确选择恰当的方法，以充分发挥护士在疼痛管理中的主导作用。

（2）实施非药物性镇痛治疗措施：包括患者教育，冷敷、热敷、针灸、按摩等方法，或者改变体位，活动肢体，调整呼吸，分散注意力，放松疗法等自我行为疗法以及心理护理等基本的疼痛治疗方法，以减少或替代患者对镇痛药物的需求。

（3）评估患者睡眠、情绪和心理等情况，落实预见性护理措施，有效减轻焦虑、抑郁、紧张等精神问题，帮助患者克服睡眠障碍，以达到理想的减轻疼痛的效果。

（4）强化疼痛观察：通过与患者面对面的语言交流，细致观察患者面容、体态、各项生命体征等，对其疼痛作全面、客观的评估，为临床医师正确、合理、快速给药及更改治疗策略提供重要的判断依据。

（5）落实健康教育：指导患者和家属参与疼痛管理过程，督促患者按医嘱用药，观察镇痛药物不良反应并给予相应的护理措施，确保疼痛治疗的有效性。

（6）搭建信息沟通平台：护士既是疼痛治疗的执行者，又是镇痛疗效的反馈者，护士在医患之间架起沟通的桥梁，为合理化、个性化疼痛方案的制定提供可靠的决策依据。

（二）护士在疼痛管理中的角色

疼痛管理的效果是评定医护服务质量的指标之一，提高疼痛控制质量是提高医护服务质量的重要内容，护士在患者疼痛评估、用药指导、非药物治疗、心理疏导等方面均起到了重要的作用，那么护士在疼痛管理的角色如何定位？

1. 观察者

护士的一项主要职能是观察病情，而疼痛作为"第五大生命体征"，亦是护士观察的重点内容之一，所以护士是患者疼痛状态的重要观察者和评估者。在疼痛管理中，疼痛评估是首要环节，只有客观、全面、持续地对患者的疼痛状态进行观察并做出正确的评估，才能给予合理的镇痛措施，以达到解除疼痛的目的。疼痛评估包括部位、强度、性质、时间、伴随症状、活动对疼痛的影响、加重和缓解因素、不良反应以及与疼痛相关的其他问题，对持续疼痛患者的病情密切关注，对使用镇痛药物的疗效严密观察，对长期使用大剂量阿片类药物的副作用动态观察，并设置重点监控患者名单，及时发现和妥善处理瞳孔、呼吸的变化，这是护士作为观察者角色的主要职责。

2. 执行者

一方面护士要严格执行医嘱，及时给予镇痛药物，并实施一些非药物方法来提高镇痛治疗的效果；另一方面护士还要做好专科护理、基础护理、心理护理等，尽量为患者创造一个安静、整洁、舒适的治疗环境，满足疼痛患者对身心护理的需求，提高患者满意度，切实提高疼痛护理质量。

3. 学习者

护士是患者疼痛的代言人，在疼痛管理中起到了举足轻重的作用，必须通过学习疼痛相关知识，明确护士在疼痛管理中的职责，纠正自身对疼痛认知的偏差，掌握患者对疼痛的态度、对镇痛的需求，应用护理程序规范实施疼痛护理临床路径，以专业的水平、专注的态度做好疼痛管理。美国发布的《疼痛管理宣言》包括：（1）对所有患者确认有无疼痛，并评估疼痛的性质和程度；（2）对新参加工作的医护人员进行专业培训，传授评估、控制疼痛方面的知识；（3）采取相应措施，开出有效镇痛药的处方或医嘱；（4）向患者及其家属介绍有效管理疼痛的知识。明确专科学习对提高医护人员治疗疼痛水平的重要性。目前，国内大部分三甲医院均设有"疼痛管理学组"，负责医护人员业务学习与疼痛管理质量监控，其学习内容包括《麻醉和精神药品临床应用指导手册》《精神药品临床应用指导原则》《癌症三级止痛阶梯疗法指导原则》等。部分医院设立"疼痛规范化管理示范病房"，在具体操作层面，规范流程，明确分工，协调各科室之间的工作，这也是护士在临床实践中的学习。

4. 宣教者

大多数患者认为"疼痛是疾病造成的""医生是治疗疾病的"，有研究显示[17]，有87.36%的患者不会主动报告疼痛，78.23%的患者不知道自己使用的是何种镇痛药，44.34%的患者认为使用镇痛药物会成瘾，而不愿意使用镇痛药，30.61%的患者不了解疼痛知识，因此，对患者及其家属进行疼痛相关知识的宣教，让患者及其家属学会如何表达疼痛、如何报告疼痛，告知疼痛治疗的有效性、镇痛药物可能出现的不良反应及处理方法等，帮助患者学会疼痛的自我管理，更好地配合医疗行为，也是护士的职责。

5. 管理者

麻醉药品管理要求"五专",即专人保管、专柜加锁、专用账册、专用处方、专册登记,这是护士履行疼痛治疗、担任疼痛管理职责之一。护士作为患者镇痛治疗中的主要成员,在全面了解患者的心理健康、生理健康、家庭和社会支持情况的基础上,详细、准确地落实健康教育内容,定期召开患者及家属的座谈会,帮助患者及家属建立正确的治疗疼痛的理念,并不断总结经验、发现不足,在实践中持续提升疼痛管理的能力。

6. 监督者

护士需对患者镇痛药物服用情况进行监督,尤其是对记忆力较差的老年人和服药依从性较差的患者,督促其遵循医嘱,按时用药。护士还需了解患者及其家属对健康教育内容的理解和接受程度,对健康教育效果进行监督,同时医护人员之间也要相互监督,确保疼痛治疗、疼痛护理按相关要求规范执行。

7. 协调者

疼痛管理是多学科协作的过程,临床医生、麻醉医生、护士、心理治疗师、理疗师等都是疼痛管理团队成员,护士在团队中通过评估、计划、实施、评价等环节,强化医患沟通与协调,为个性化疼痛治疗方案的制定提供可靠的依据。

参考文献

[1] Foley K M. Pain syndromes and pharmacologic management of pancreatic cancer pain [J]. J Pain Symptom Manage, 1988, 3(4): 176-187.

［2］王伟，吴清霞. 临床疼痛管理研究进展［J］. 护理学杂志，2016,
31(4): 101-103.

［3］Campbell JN. The fifth vital sign revisited［J］. Pain, 2016, 157(1): 3.

［4］李漓. 美国疼痛治疗护士的职责与认证［J］. 中华护理杂志，2009,
44(10): 959-960.

［5］邱红. 骨科患者术后应用自控镇痛的护理［J］. 现代医学，2008,
36(3): 218-219.

［6］吴锦明，张利萍，陈晓琤. 重视术后疼痛护理.国外医学护理学分册
［J］. 2005, 24(7): 393-395.

［7］吴新民.麻醉学——前沿与争论［D］.北京：人民卫生出版社，2009.

［8］吕探云. 健康评估（全国高等医药院校教材）［D］. 北京：人民卫生
出版社，2002.

［9］刘婷婷，胡永生. 疼痛闸门控制学说的构建与解构［J］. 中国疼痛医
学杂志，2014, 20(10): 694-695.

［10］万福铭，王文熠，王锋. 复杂性局部疼痛综合征的病理生理学机制及
治疗方法研究进展［J］. 中国全科医学，2017, 20(26): 3314-3318.

［11］LI WW, GUO TZ,SHI X, et al. Autoimmunity contributes to nociceptive
sensitization in a mouse model of complex regional pain syndrome［J］.
Pain, 2014, 155(11): 2377-2389.

［12］凌丽君. 复杂性局部疼痛综合征［J］. 实用疼痛学杂志，2010, 3(6):
221-224.

［13］韩睿，廖琴，阳晓燕，等. 一种新的疼痛分类方法和治疗思路［J］.
中国疼痛医学杂志，2017, 23(5): 328-330.

［14］沈彬，翁习生，廖刃，等. 中国髋、膝关节置换术加速康复——围
术期疼痛与睡眠管理专家共识［J］. 中华骨与关节外科杂志，2016,
2(9): 91-97.

［15］陈琳，黄红云，左焕琮. 疼痛神经修复学：疼痛治疗的新思路［J/
CD］.中华临床医师杂志：电子版，2011, 5(19): 5554-5556.

［16］李慧，饶跃峰. 对2016年版美国《术后疼痛管理指南》的药学解读
［J］.中国药房，2017, 28 (35): 5007-5010.

［17］许一吟，陈梦丽，陈杏丽. 骨折患者疼痛及止痛相关认知的现状调查
与分析［J］.中国护理管理，2013, 7(13): 92-94.

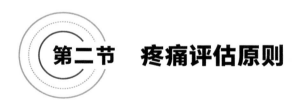

第二节　疼痛评估原则

　　疼痛是一种主观的感受，同一个人不同时间的疼痛感受和不同人在同一病情或处置下的疼痛感受都有所差异，影响疼痛的主观感受因素很多。疼痛评估即在疼痛治疗过程中利用一定的方法测定和评估患者的疼痛状态，将患者的主观感受转化为医护人员可直观看到的资料，以指导疼痛诊疗工作，减轻患者的痛苦。

　　疼痛不像其他四项生命体征一样，有客观的评估依据，这要求医务人员对从病史收集、体格检查及辅助检查等方面收集临床资料进行分析，对疼痛的来源、程度、性质等要素进行综合的判断，进行疼痛评估时需遵守以下原则。

一、相信患者主诉

　　疼痛是患者的主观感受，因此对于意识清醒的患者而言，疼痛评估的金标准是患者的主诉，医护人员应鼓励患者充分表达疼痛的感受和疼痛相关的病史，而对于儿童和一些无法自我表达疼痛的患者，应该鼓励家属和照顾者及时汇报，通过特殊的评估工具来进行评估。

二、常规评估

疼痛评估应贯穿于护理活动过程中，如查房、治疗、护理等环节，医护人员主动去询问患者有无疼痛，常规评估疼痛病情，并记录。

三、全面评估

参与疼痛治疗的医护人员评估疼痛时注意综合评估疼痛的情况，在询问过程中可以按照QUESTT的顺序获得相关的信息，即询问患者（question the patient）；使用疼痛评估尺（use pain rating scale）；评估行为和生理变化（evaluate behavior and physiologic signa）；寻求家庭的参与（secure family's involvement）；考虑疼痛的原因（take cause of pain into account）；采取措施并评价效果（take action and assess effectiveness）。在询问时应在评估患者目前疼痛的详细信息的同时，还要询问其与疼痛相关的既往史，必要时做体格检查。

四、动态评估

在对患者进行初步疼痛评估以后，需要根据患者的疼痛情况、治疗计划等实施动态常规的疼痛评估，评估的时机：①患者主诉出现新的疼痛；② 进行新的操作时；③在疼痛治疗措施达到峰值效果后；④对于一些长时间存在疼痛，需要根据疼痛的情况规律地进行评估。将按时评估和按需评估相结合，强调持续、动态评估患者的疼痛变化情况，同时评估静息痛和活动痛。总的来说，在现有规范下按时评估的同时，医护人员应根据患者的情况主动询问，及时发现患者的需求。

（朱亚）

第二章

常见疼痛评估工具

疼痛被认为是继体温、脉搏、呼吸和血压之后的第五大生命体征，随着医学模式的转变，疼痛越来越受到患者和医护人员的关注。准确的疼痛评估是疼痛管理的第一步，亦是尤为关键的一步。由于疼痛是一种主观体验，会受到人的生理、心理和社会文化背景的影响，因此，针对不同病情、不同患者和临床实际情况选择合适的疼痛评估工具是提高疼痛评估准确性的必要前提。目前，应用于临床的疼痛评估工具达60余种，对各个评估工具的了解、熟悉、掌握是做好疼痛评估工作的基础。本章主要介绍常见疼痛评估工具，以期为临床医护人员正确选择疼痛评估工具提供参考依据。

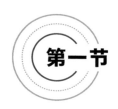

第一节　普通人群疼痛评估工具

一、数字评定法（NRS）

（一）量表介绍

　　数字评定法（numeric rating scale，NRS）是由Joos等[1]于

1991年率先提出，Paice等[2]研究证实NRS有较高的信效度，且易于记录。该量表在视觉模拟评分法基础上发展而来，可及时、准确、直观地评估患者的疼痛程度，是临床常用的评估方法之一[3]。量表由0～10共11个数字组成，0为无痛，1～3为轻度疼痛，4～6为中度疼痛，7～10为重度疼痛[4]（图2-1）。患者选择0～10其中一个数字描述疼痛强度，数字越大表示疼痛程度越重。

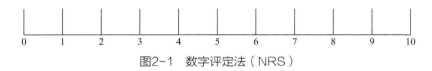

图2-1 数字评定法（NRS）

（二）适用人群

NRS适用于各种患者的疼痛评估，但此方法受限于患者年龄、认知功能和文化程度，不适用有认知损害的患者[5]。

（三）应用情况

NRS是应用范围最广的单维度评估量表[6]。NRS不仅仅是WHO推荐的数字疼痛强度工具[7]，也是中华医学会重症分会推荐使用评估危重症患者疼痛程度的工具[8]。随着科学技术的发展和临床经验的累积，NRS也衍生出不同形态满足不同临床患者的疼痛评估，如21点方框量表（21 point box scale，BS-21）、第二军医大学附属第一医院的长海痛尺等。

（四）案例分析

1. 案例介绍

李某，男，58岁，文化程度：大专，视力正常。因双髋关节疼痛伴活动受限5年入院。入院诊断：双侧股骨头坏死。为评估患者的疼痛强度，护士使用NRS进行评估。

操作过程如下。

（1）查看患者资料，了解患者疾病状况。

（2）评估患者文化程度、病情、意识和合作程度等，向患者说明疼痛评估的目的与意义及注意事项，做好心理指导。

（3）将NRS放在患者易于看见的位置，询问患者："现在我将使用数字评分法为您评分，这个尺子上，0表示不痛，10表示您能想象到的最严重的疼痛，数字越大表示疼痛程度越来越严重，请您用一个数字表达您现在的疼痛程度"（图2-2）。

（4）患者回答并指出目前疼痛分数为4分，护士及时报告医生，遵医嘱给予患者镇痛药口服并嘱患者安静休息。服药1h后，护士再次让患者用NRS表达其疼痛程度，患者回答为2分。

（5）正确记录评估内容。

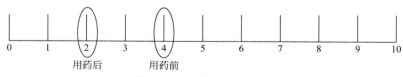

图2-2　数字评定法（NRS）疼痛评估示意

2. 案例解析

（1）NRS量尺与患者的主诉有关，反映患者的疼痛感受变化，观察者必须准确掌握疼痛的评分。

（2）NRS具有评估简便、费时短等优点，易被患者所接受和理解，所以在医院临床工作中更为常用。

（3）以量化方式将抽象概念数字化，不仅可以识别疼痛的存在，还有助于疼痛治疗效果的评价，以此作为医嘱用药和护理干预的参照，对患者实施及时有效的临床护理干预具有指导意义。

参考文献

［1］Joos E, Peretz A, Beguin S, et al. Reliability and reproducibility of visual analogue scale and numeric rating scale for therapeutic evaluation of pain in rheumatic patients［J］. Journal of Rheumatology, 1991, 18(8):1269-1270.

［2］Paice JA, Cohen FL.Validity of a verbally administerd numeric rating scale to measure cancer pain intensity［J］. Cancer Nurs, 1997, 20(2): 88-93.

［3］洪瑞乔，王逸茹，林赛娥，等. 数字疼痛分级法在癌症疼痛治疗中的应用［J］. 中国实用护理杂志，2003, 19(7): 48-49.

［4］严广斌.NRS疼痛数字评价量表numerical rating scale［J］. 中华关节外科杂志(电子版)，2014, 8(3): 410.

［5］毕军，陈玉中，朱成，等.疼痛评定与测量方法的研究［J］. 中国医疗器械信息，2017, 23(2): 6-8.

［6］张春华，徐丽华. 疼痛评估与护理［J］. 继续医学教育，2007, 20(29): 41-43.

［7］陆宇晗.临床应用疼痛评估标尺的效果观察［J］.中国实用护理杂志，1999, 15(11): 36-37.

［8］中华医学会重症医学分会. 重症加强治疗病房病人镇痛和镇静治疗指南（2006）［J］. 中国实用外科杂志，2006, 26(12): 893-897.

（郑晓缺）

二、语言描述评分法（VRS）

（一）量表介绍

语言描述评分法（verbal rating scale，VRS）由McGill疼痛量表节选而成，是最早应用于疼痛评估的方法，每一分级均对疼痛程度进行描述[1, 2]，从0 ～ 5表示6个等级的疼痛（表2-1）。疼痛评估时，由患者从中选择一个最能描述其疼痛程度的词语[3]。医护人员或研究者在进行统计时，需要将不同程度的词语转化为数字来记录[4]。VRS每个描述之间的间隔是相等的，但实际情况并非如此，不能充分反映真实的疼痛体验，不同的人对VRS描述疼痛水平的范围形容词有不同的理解，因此VRS缺乏敏感性可导致过高或过低评估疼痛的变化[5,6]。Loos等[7]和Ripamonti等[8]对VRS和视觉模拟评分法（VAS）进行比较，发现VRS的评分失败率比VAS要低，VRS对疼痛评估的有效性要高。Zhou等[9]研究发现从表面效度来分析面部表情疼痛量表（FPS）最优，其次是VRS和数字评定法（NRS），VAS表面效度最低。VRS适用于急慢性疼痛的测量，尤其是术后疼痛评估[10]。

表2-1　语言描述评分法（VRS）

无痛	轻度疼痛：可忍受，能正常生活睡眠	中度疼痛：适当影响睡眠，需用镇痛药	重度疼痛：影响睡眠，需用麻醉镇痛药	剧烈疼痛：影响睡眠较重，并有其他症状	无法忍受：严重影响睡眠，并有其他症状
0	1	2	3	4	5

（二）适用人群

VRS评分的使用不受限于照明条件和患者的视觉能力及运动协调性，适用于有认知受损、视觉障碍或对数值尺度无法理解、受教育低的患者[11]。

（三）应用情况

有研究表明[12]，VRS准确性虽不及数字评定法，但其应用时无需事先说明且符合患者的语言习惯，操作更为简便。为了提高工具的精确性和可理解性，目前有将NRS和VRS结合起来对疼痛进行解释和限定的工具，如"长海痛尺"。但由于VRS缺乏精确性、灵敏度，因此在科学研究时不建议单独使用VRS[13]。

（四）案例分析

1. 案例介绍

李某，女，55岁，文化程度：小学，无语言表达障碍。因左肩关节疼痛伴上举、外展、后伸活动受限1年入院。入院诊断：左肩袖损伤。为了评估患者的疼痛强度，护士使用VRS进行评估。

操作过程如下。

（1）查看患者资料，了解患者疾病状况。

（2）评估患者文化程度、病情、意识、语言理解能力、表达能力、合作程度和睡眠等，向患者说明疼痛评估的目的与意义，注意事项，做好心理护理。

（3）向患者解释VRS中的无痛、轻度疼痛、中度疼痛、重度疼痛、剧烈疼痛和无法忍受的含义，询问患者："现在我将使用语言描述评分法为您评分，请您对您现在的疼痛程度进行描述。"

（4）患者回答："我的左肩膀不动时不痛，但在提重物时会痛，尤其是晚上睡觉有时会痛醒，需要吃一点镇痛药才能入睡。"询问患者："在家里主要吃什么镇痛药？"患者回答："我一般吃布洛芬较多。"根据患者的描述，医护人员选择VRS评分中的"中度疼痛"与之相对应，并将其转化为相对应的数字"2"（表2-2）（从"有时会痛醒"和"吃一点镇痛药"可判断为2；2为适当影响睡眠，需用镇痛药，3为影响睡眠，需用麻醉镇痛药，注意2和3的区别）。

（5）正确记录评估内容。疼痛评分≥2分，报告医生，遵医嘱执行相应措施：心理疏导、改变体位、抬高患肢、冰敷、口服塞来昔布镇痛药，根据执行的措施进行复评，患者疼痛较前减轻，夜间能正常入睡，疼痛评分为1分。

表2-2　语言描述评分法（VRS）评价结果

无痛	轻度疼痛：可忍受，能正常生活睡眠	中度疼痛：适当影响睡眠，需用镇痛药	重度疼痛：影响睡眠，需用麻醉镇痛药	剧烈疼痛：影响睡眠较重，并有其他症状	无法忍受：严重影响睡眠，并有其他症状
0	1	2	3	4	5

2. 案例解析

（1）VRS方法简便，患者容易理解，但不精确，选择面太窄，有时患者很难找出与自己的疼痛程度相对应的评分，无法准确描述患者的最真实感受。

（2）VRS受患者文化程度、睡眠情况、语言表达和理解能力等因素的影响，因此，在使用VRS时，一定要评估患者的文化程度、病情、意识、语言理解能力、表达能力、合作程度和睡眠等。

参考文献

［1］郭向丽，赵继军.疼痛评估的研究进展［J］.护理学报，2008, 15(12): 8-10.

［2］赵继军.疼痛护理学［M］.北京：人民军医出版社，2002: 312-313.

［3］Jennings PA, Cameron P, Bernard S. Measuring acute pain in the prehospital setting［J］. Emerg Med J, 2009, 26(8): 552-555.

［4］Castarlenas E, Sanchez-Rodriguez E, Vega RD, et al. Agreement Between Verbal and Electronic Versions of the Numerical Rating Scale (NRS-11) when Used to Assess Pain Intensity in Adolescents［J］. Clin J Pain, 2015, 31(3): 229-234.

［5］Jensen M, Karoly P, et al. Self-report scales and procedures for assessing pain in adults［J］. In The Handbook of Pain Assessment (Turk DC & Melzack R eds)［M］. The Guildford Press, New York, 1992: 135-151.

［6］Van Laerhoven H, van der Zaag-Loonen HJ, Derkx BH. A comparison of Likert scale and visual analogue scales as response options in children's questionnaires［J］. Acta Paediatr, 2004, 93(6): 830-835.

［7］Loos MJ, Houterman S, Scheltinga MR, et al. Evaluating postherniorrhaphy groin pain:Visual Analogue or Verbal Rating Scale?［J］. Hernia, 2008, 12(2):147-151.

［8］Ripamonti CI, Brunelli C. Comparison between numerical rating scale and six-level verbal rating scale in cancer patients with pain: a preliminary report［J］. Support Care Cancer, 2009, 17(11):1433-1434.

［9］Zhou Y, Petpichetchian W, Kitrungrote L. Psychometric properties of pain intensity scales comparing among postoperative adult patients, elderly patients without and with mild cognitive impairment in China［J］. Int J Nurs Stud, 2011, 48(4): 449 - 457.

［10］高万露，汪小海. 患者疼痛评分法的术前选择及术后疼痛评估的效果分析［J］.实用医学杂志，2013, 29(23): 3892-3894.

［11］Dijk JF, Kappen TH, Wijck AJ, et al. The diagnostic value of the numeric pain rating scale in older postoperative patients［J］. Journal of Clinical Nursing, 2013, 22(7-8): 1202.

［12］Taylor LJ, Herr KA. Pain intensity assessment: a comparison of selected pain intensity scales for use in cognitively intact and cognitively impaired African American older adults［J］. Pain Manag Nurs, 2003, 4(2): 87-95.

［13］王宁华.疼痛定量评定的进展［J］.中国临床康复，2002, 6(18): 2738-2739.

（汪亚兵）

三、Wong-Baker面部表情量表

（一）量表介绍

Wong-Baker面部表情量表（Wong-Baker face pain scale, FPS）由Donne Wong和Connie M.baker于1981年研制应用于临床疼痛评估，评估时，要求患者选择一张最能表达其疼痛的脸谱，易于掌握，不需任何附加设备，没有特定的文化背景或性别要求，是目前临床上应用广泛的量表之一[1]。该方法采用6种面部表情，用从微笑到哭泣的不同表情来描述疼痛。0代表非常愉快，没有疼痛；2代表有一点疼痛；4代表轻微疼痛；6代表疼痛较明显；8代表疼痛较严重；10代表剧烈疼痛。越靠左的表情疼痛越轻，越靠右的表情疼痛越严重[2]（图2-3）。Herr等[3]首次应用FPS对疼痛强度进行评估，研究显示FPS具有较好的信效度。刘珏等[4]汉化后的FPS不仅具有较高的信效度，而且具有较高的首选率。由于这些脸谱简单易懂容易被疼痛患儿所接受，因此是目前比较

理想的疼痛患儿的自我评估工具。

图2-3　Wong-Baker面部表情量表（FPS）

（二）适用人群

该量表需要患者具有一定的想象能力和表达能力，适合于学龄期及以后的儿童（4～16岁）[5]。此外，该量表也可用于认知损害以及不会说话的成年人[6]。

（三）应用情况

FPS是为大多数儿童疼痛评估而设计的[7]。通过对173名成年患者首选疼痛评估工具的研究表明[8]，FPS亦是成年患者最容易选择的评估工具。龚宗容等[9]将FPS应用于0～5岁急性发热儿童舒适度评估，取得了良好的效果。宋玮等[10]对200名成年癌痛患者的研究表明，患者对FPS、NRS和VAS的快速理解能力分别是82.5%、47.5%和62.0%。

（四）案例分析

1.案例介绍

刘某，男，5岁，视力无明显损害。因开水烫伤左下肢5h余入院，入院诊断：开水烫伤5%。为了评估患儿的疼痛强度，护士使用Wong-Baker面部表情量表进行评估。

操作过程如下。

（1）查看患儿资料，了解患儿疾病状况。

（2）询问并检查患儿病情、意识、合作程度，向患儿说明疼痛评估的目的与意义，注意事项，做好心理护理。

（3）将Wong-Baker面部表情量表放在患儿易于看见的位置，询问患儿："现在我将使用这张表为你进行疼痛评分，在这张图上，越靠左的表情表示疼痛越轻，越靠右的表情表示疼痛越严重。第一个表情非常愉快，没有疼痛；第二个表情有一点疼痛；第三个表情轻微疼痛；第四个表情疼痛较明显；第五个表情疼痛较严重；第六个表情剧烈疼痛。请你指出哪一个表情最能表达你现在的疼痛程度。"

（4）患儿手指表情为第二个表情，表示是轻微疼痛，指导患儿及家属缓解疼痛的方法，玩游戏、看动画片、听儿歌等。

（5）正确记录评估内容。

2. 案例解析

（1）FPS精准度与患者自身理解能力有关，因此，在使用该量表之前，一定要详细评估患儿病情、意识、合作程度、理解能力，确认患儿能够理解并准确使用。

（2）FPS受视觉因素的影响，因此，在使用该量表时，一定要评估患儿视力有无明显损害。

参考文献

［1］Harrison AM, Lynch JM, Dean JM, et al.Comparison of simultaneously obtained arterial and capillary blood gases in pediatric intensive care unit patients［J］. Critical Care Medicine, 1997, 25(11): 1904-1908.

［2］刘莹，刘天婧，王恩波.不同年龄段儿童评估工具的选择［J］.中国疼痛医学杂志，2012, 18(12): 752-755.

［3］Herr K, Mobily PR, Kohout FJ, et al. Evaluation of the Faces pain Scale for use with the elderly［J］. Clin J Pain, 1998, 14(1): 29-38.

［4］刘珏，李瑞英，李慧.5种疼痛强度评估量表在血管外科病人中的易用性比较［J］.护理研究，2009, 23(10): 2764-2767.

［5］陆华，冯升.儿童疼痛评估的研究进展［J］.上海护理，2011, 11(5): 72-75.

［6］霍金华.食管癌患者的疼痛护理［J］.中国医药指南，2012, 10(33): 320-322.

［7］Mc Caffery M. Choosing a faces pain scale［J］. Nursing, 2002, 32(5): 68.

［8］李漓.手术疼痛强度的评估［D］.中国人民解放军第一军医大学，2003.

［9］龚宗容，舒敏，万朝敏，等. Wong-Baker 面部表情疼痛量表对0至5岁急性发热儿童舒适度评估的效果［J］.中国循证儿科杂志，2015, 10(6): 401-404.

［10］宋玮，王昆.癌痛患者对不同疼痛强度评估方法的认知［J］.中国临床康复，2005, 9(48): 168.

（闵燕）

四、视觉模拟评分法

（一）量表介绍

视觉模拟评分法（visual analogue scale，VAS）由心理学家Freyd[1]于1923年提出，主要用于测量人格、压抑强度及睡眠等指标。1976年，Scott和Huskisson等[2]用VAS测量疼痛强度，证明VAS是测量疼痛最敏感、最可靠的方法。VAS为一条长10cm的直线，0表示不痛，10cm表示疼痛难忍（图2-4），数值越大，反映患者疼痛越严重，反之，则疼痛较轻。使用时由患者将疼痛感受标记在直线上，然后用尺子测量出0至患者标记处之间的距离即为该患者主观上的疼痛强度[3]。结合NRS，0表示不痛，＜4表示轻度疼痛，≥4且＜7表示中度疼痛，≥7且≤10表示重度疼痛。

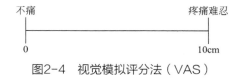

图2-4　视觉模拟评分法（VAS）

（二）适用人群

VAS适用于各种急慢性疼痛患者的评估，但是，对于老年人、年幼、理解能力差、文化程度较低、认知功能障碍[3]、视觉严重受损、上肢功能障碍或者需要电话随访[4]的患者，有一定的局限性。

（三）应用情况

VAS结构简单、易操作，所用的语言词汇较少，不受语言文化背景的限制，在临床上更易于被患者理解与接受，是应用较为广泛的疼痛评估工具之一[4]。其次，VAS能提供连续的刻度来反映疼痛强度，相较于不连续性的NRS和VRS可以得到更加精确、可靠的数据用于统计分析，因此在临床科研中更为常用[3~6]。

目前临床上已经发展出很多VAS改良版本，量尺模式也有所增加，包括横向、纵向两种类型，同时通过不同表达形式组成的量尺，包括无数字标尺、曲线模拟标尺等，以满足临床上不同设计类型的临床试验及不同测量指标的需要[5]。

（四）案例分析

1. 案例介绍

张某，男，65岁，文化程度：大专，视力无明显损害。因左膝关节疼痛伴活动障碍10余年入院，入院诊断：左膝骨关节炎。为了评估患者的疼痛强度，护士使用VAS进行评估。

操作过程如下。

（1）查看患者资料，了解患者疾病状况。

（2）询问并检查患者病情、意识、合作程度，向患者说明疼痛评估的目的与意义，注意事项，做好心理护理。

（3）将VAS放在患者易于看见的位置，询问患者："现在我将使用疼痛评估尺为您评分，这个尺子上，0表示不痛，10cm表示您认为最剧烈的疼痛，请您在这个尺子上指出哪个位置最能表达您现在的疼痛强度。"

（4）用尺子测量0处至患者所指位置之间的距离，结合NRS，得出疼痛的具体数字（如图2-5）：0表示不痛，＜4表示轻度疼痛，≥4且＜7表示中度疼痛，≥7且≤10表示重度疼痛。

（5）正确记录评估内容。若疼痛评分≥4分，报告医生，遵医嘱执行相应措施，根据执行的措施进行复评。

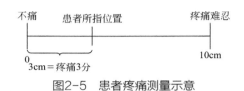

图2-5　患者疼痛测量示意

2.案例解析

（1）VAS精准度与患者自身理解能力有关，因此，在使用VAS之前，一定要详细评估患者病情、意识、合作程度、理解能力，确认患者能够理解并准确使用VAS。

（2）VAS属于患者自评量表且受视觉因素的影响，因此，在使用VAS时，一定要评估患者视力有无明显损害。

参考文献

［1］Freyd M. The Graphic Rating Scale［J］. Journal of Educational Psychology, 1923, 14(2):83-102.

［2］Scott J, Huskisson EC. Graphic representation of pain［J］. Pain,1976, 2(2): 175-184.

［3］袁晥. 临床中医患双方对四种常用疼痛量表的选择和评分及其影响因素分析［D］.湖南：中南大学公共卫生学院，2012.

［4］王会民，路桃影，吴大嵘. 疼痛测量工具的应答模式评析［J］.循证医学，2015, 15(2): 102-107.

［5］曹卉娟，邢建民，刘建平. 视觉模拟评分法在症状类结局评价测量中的应用［J］.中医杂志，2009, 50(7): 600-603.

［6］赵继军，陆小英，赵存凤，等. 数字疼痛量表和描述疼痛量表的相关性研究和改进［J］.现代护理，2002, 8(9): 660-661.

（曾必云）

五、长海痛尺

（一）工具介绍

长海痛尺是由第二军医大学赵继军主任护师等研制的，研制过程考虑了以下方面。

（1）易于管理和评分，参与评估的双方都能够较好地理解疼痛评估的方法，尽可能准确地做出评估。

（2）错误应用的比率小，能够比较客观地反映患者的疼痛情况，便于进一步处理。

（3）有较高灵敏性，能够精确地反映患者的疼痛程度。

（4）结果适用于统计分析。

（5）与使用其他量表所得的结果有着良好的相关性[1~3]。赵继军等于2003年选取某三甲医院50例术后疼痛患者，分别采用0～10数字疼痛量表（NRS-10）和0～5语言描述疼痛量表（VRS-5）在不同的时间点进行评估，对两种评估工具测出的结果进行相关分析，结果显示两种方法所得分值的相关系数r为0.8241，提示将NRS的0、2、4、6、8、10的疼痛评分对应VRS的0、1、2、3、4、5的疼痛描述进行配对使用，是科学可行的，从而研制形成了长海痛尺[4,5]（图2-6）。长海痛尺综合了NRS-10和VRS-5量表的优点，解决了单用NRS-10量表评估时的困难和随意性过大及单用VRS-5痛尺评估时的精度不够的问题，护士对患者进行宣教也相对比较容易，从而保证了评估结果不会出现较大偏差，适合在临床推广应用[3~5]。

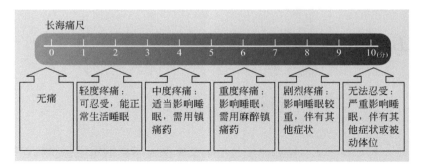

图2-6　长海痛尺

（二）适用人群

长海痛尺适用于各种急性或慢性疼痛患者的评估，尤其适用于手术后急性疼痛的患者，但对于儿童（5岁以下）、昏迷、认知功能障碍、沟通障碍等患者，有一定的局限性，还需辅助其他评估工具[6~10]。对于慢性疼痛的评估，也可考虑结合使用其他疼痛评估量表或问卷进行全面评估[11]。

（三）应用情况

长海痛尺使用比较便捷、结果准确，在临床上更易于被患者理解与接受，已在国内多家医疗机构进行推广使用，也在临床护理科研中得到应用。该工具现已广泛应用于各种术后患者的疼痛评估与管理中，包括胸部手术、骨科手术、剖宫产手术、食管癌手术等术后疼痛的评估，有助于护士准确评估患者疼痛[6~10]。部分研究者也将其用于慢性疼痛的评估中，如杜世正等[12]使用长海痛尺评估慢性腰背痛，谢红霞等[11]将其与疼痛日记相结合用来评估癌性疼痛。张春华等[13]指导护士在疼痛教育项目中应用长海痛尺开展疼痛评估，结果表明，长海痛尺作为评估工具有利于护士正确评估患者疼痛强度。李玉香等[14]应用长海痛尺评估烧伤患者的"换药痛"，以验证笑气的镇痛效果。

由于语言等原因，长海痛尺暂未被国外医护人员采用，但国内部分医护人员应用此痛尺，并撰写的文章被国外期刊接收并发表，因此可以说受到国内外医护人员的肯定。

（四）案例分析

1.案例介绍

孙某，男，45岁，因"胃癌"收治入院，拟于次日行"胃大部切除术"，患者一般状态良好，关注手术及效果，表现出焦虑情绪。护士进行术前宣教，教会患者使用长海痛尺进行术后疼痛评估，术后护士对患者疼痛进行评估。

操作过程。

（1）查看患者相关资料，了解患者疾病及一般资料情况。

（2）评估患者病情、认知情况及合作程度，向患者说明疼痛评估的目的、意义和注意事项等疼痛相关知识。

（3）宣教长海痛尺的具体使用方法、疼痛记录和报告方法、PCA泵的作用和使用方法等。

（4）术后患者麻醉清醒后，使用长海痛尺进行疼痛程度评估，询问患者："现在您是否感到疼痛，疼痛对您的影响程度如何？（是否能忍受？对睡眠的影响程度如何等）0表示不痛，10表示无法忍受，您的疼痛程度可以用哪个数字来表达？"指导患者结合文字和数字对自身疼痛程度进行评估。

（5）正确记录评估内容，必要时报告医生，遵医嘱执行相应措施，根据执行的措施进行复评。

2.案例解析

（1）使用长海痛尺进行疼痛评估前，须对患者进行使用方法的宣教，保证评估的准确性。

（2）术后疼痛的评估是一个动态的过程，需根据患者具体情况确定评估和记录频率。不同疼痛程度的评估结果，应给予针对性的治疗、护理措施，对于中度以上的疼痛（≥4分），护士应及时报告医生并遵医嘱使用有效镇痛药或使用PCA泵。

参考文献

[1] Andrasik F, Blanchard EB, Arena J G, et a1. Psychophysiology of recurrent headache: methodological issues and new empirical findings [J]. Behavior Therapy, 1982, 13(4): 407-429.

[2] Byrne M, Troy A, Marchisello PJ, et al. Cross-validation of the factor structure of the McGill Pain Questionnaire [J]. Pain, 1982, 13(2): 193-201.

[3] 陆小英，赵存凤，张婷婷，等. "长海痛尺"在疼痛评估中的应用 [J]. 解放军护理杂志，2003, 20(4): 6-7.

[4] 赵继军，陆小英，赵存凤，等. 数字疼痛量表和描述疼痛量表的相关性研究和改进 [J]. 现代护理，2002, 8(9): 660-661.

[5] 赵继军. 疼痛护理学 [M]. 第2版. 北京：人民军医出版社，2010.

[6] 李敏，覃鸿雁. "长海痛尺"在胸部手术后疼痛管理中的应用 [J]. 微创医学，2009, 4(2): 191-192.

[7] 杨丽芳，刘荣荣. 长海痛尺评估法在骨科术后疼痛护理中的应用 [J]. 基层医学论坛，2015, 19(1): 113-114.

[8] 杨金菊，罗平. "长海痛尺"在骨折术后疼痛管理中的应用体会 [J]. 中外医学研究，2011, 9(5): 73-74.

［9］李芳，校爱芳．"长海痛尺"在剖官产术后疼痛管理中的应用［J］．内蒙古中医药，2010, 29(4): 145-146.

［10］邓力，高乔，田红梅，等.长海痛尺在食管癌术后疼痛管理中的应用［J］.中外医疗，2017,8:161-163.

［11］谢红霞.长海痛尺+疼痛日记评估癌性疼痛的临床价值［J］.华南国防医学杂志，2013, 27(2): 126-128.

［12］杜世正，胡玲莉，柏亚妹，等．慢性腰背痛患者恐惧-回避信念水平及影响因素分析.护理学杂志，2016, 31(6): 86-90.

［13］Zhang CH, Hsu L, Zou BR, et al. Effects of a Pain Education Program on Nurses' Pain Knowledge, Attitudes and Pain Assessment Practices in China ［J］. Journal of Pain & Symptom Management, 2008, 36(6):616-627.

［14］Li YX, Tang L, Yu JQ, et a1. Analgesia effect of a fixed nitrous oxide/oxygen mixture on burn dressing pain: study protocol for a randomized controlled trial ［J］. TRIALS, 2012, 24(13): 67-72.

（崔静）

六、行为疼痛评估

（一）量表介绍

行为疼痛评估（behavioral pain scale，BPS）是由法国学者Payen等[1]于2001年专为机械通气患者疼痛评估而研制的量表，中文版BPS的重测信度为0.925，量表内在一致性Cronbach's α为0.773，内容效度指数（CVI）为1[2]。量表评估患者分为3个行为反应：面部表情、上肢活动和呼吸机的顺应性。每个行为反应1～4分，测量时将患者每个行为反应的相应分值相加，总分3～12分，3分代表没有疼痛相关反应，3～5分代表轻度疼痛，6～8分代表中度疼痛，≥9分代表重度疼痛，12分代表最强的疼痛相关反应。得分越高，说明患者的疼痛程度越高（表2-3）。

表2-3　行为疼痛评估量表

观察指标	描述	评分
面部表情	表情放松	1分
	部分紧绷（如皱眉）	2分
	完全紧绷（如眼睛紧闭）	3分
	面部扭曲	4分
上肢活动	没有因疼痛导致的活动	1分
	部分弯曲	2分
	完全弯曲且手指弯曲	3分
	持续回缩	4分
呼吸机的顺应性	耐受呼吸机	1分
	咳嗽但耐受	2分
	人机对抗	3分
	无法控制通气	4分

（二）适用人群

BPS是专为机械通气的重症监护患者设计的，用来评估机械通气患者的疼痛程度，不需要患者有沟通能力[3]。但对于应用神经肌肉阻滞药、镇静药和重度瘫痪的患者多无法观察到疼痛的行为指标[4]，影响了对疼痛的评估，因此中文版BPS量表只应用于ICU清醒机械通气患者的疼痛评估。

（三）应用情况

BPS已被国际权威《疼痛评估与管理指南》和美国重症医学院（American College of Critical Care Medicine, ACCM）的实践

指南推荐使用[5,6]。但在我国，有调查[7]显示国内的重症患者疼痛评估尚处起步阶段，多应用于外伤或手术后的ICU患者。该量表的优势表现在可操作性强、量表信效度佳等方面，但适用对象范围存在局限：镇静程度影响患者的疼痛反应，需排除使用神经肌肉阻滞药、镇静药和重度瘫痪的患者。目前该量表已逐步应用至内科ICU、普外科ICU、神经科ICU及急诊ICU等。

（四）案例分析

1.案例介绍

李某，男，54岁，因车祸伤后出现轻度昏迷，氧饱和度低，常规吸氧无法纠正，转至ICU行气管插管，患者现神志清醒。为了评估患者的疼痛强度，护士使用BPS进行评估。

操作过程如下。

（1）查看患者资料，了解疾病情况。

（2）为患者翻身，根据BPS评估项目，观察患者面部表情、上肢活动和呼吸机的顺应性。

正确记录评估内容，观察结果为：面部表情提示皱眉2分，上肢活动提示部分弯曲2分，呼吸机的顺应性提示咳嗽但耐受2分，将相应的得分汇总，最后得出BPS评分值为6分，需要遵医嘱给予药物镇痛，同时辅以非药物治疗方案，安慰患者以减轻心理负担，缓解焦虑，30min后进行复评，观察结果为：面部表情提示表情放松1分，上肢活动提示没有因疼痛导致的活动1分，呼吸机的顺应性提示耐受呼吸机1分，将相应的得分汇总，最后得出BPS评分值为3分，表明疼痛缓解。

2. 案例解析

（1）BPS是一种客观的评估工具，并不能代替患者的主观感受，无法辨别出疼痛的部位、类型和性质，但可以客观测评因使用机械通气导致不能言语，但神志清醒患者的疼痛强度，规律的使用疼痛评估工具可避免患者处于镇痛不足的痛苦状态，提高患者的依从性，使其积极配合治疗。

（2）BPS总分是从3分开始，而不是以0分为起点，要与我们常规思维进行区分，总评分3～12分，疼痛患者可给予多途径镇痛，与患者保持沟通，表示理解和支持，减轻患者焦虑和疼痛，保持环境安静，减少噪声，避免饥饿和寒冷，≥6分需要给予镇痛药物，疼痛的程度应持续评估，以调整镇痛药的剂量，适当的时候应停止使用镇痛药。

参考文献

［1］Payen J F, Bru O, Bosson JL, et al. Assessing pain in critically ill sedated patients by using a behavioral pain scale［J］. Critical Care Medicine, 2001, 29(12): 2258-2263.

［2］张萍，夏黎瑶，刘慧. 中文版疼痛行为量表的信效度研究［J］. 护理研究，2015, 29(3): 884-885.

［3］谢伟萍，金三丽，王思，等. 外科重症监护病房术后行机械通气病人的疼痛强度评估方法研究［J］. 护理研究，2011, 25(32): 2936-2937.

［4］张晶，田丽. 危重症患者疼痛评估量表的研究现状［J］. 国际麻醉学与复苏杂志，2014, 35(8): 752-760.

［5］RNAO. Assessment and management of pain［M］. Toronto: Registered Nurses' Association of Ontario(RNAO), 2013.

［6］熊根玉，孙小平，张达颖. 疼痛规范管理的临床应用研究［J］.护士进修杂志，2008, 23(9)：806-807.

［7］张海燕，陈杰，吴晓英，等. 全国40家医院疼痛护理管理现状［J］. 中国护理管理，2014, 14(11): 1121-1124.

（周文娟）

七、ID Pain量表

（一）量表介绍

神经病理性疼痛是指由于神经系统原发性损伤或功能障碍所诱发或引起的疼痛[1]。由于临床上缺乏对神经病理性疼痛明确的诊断，且其症状体征缺乏特异性，极易被当作一般慢性疼痛进行处理，但是处置效果不佳[2]。为了明确疼痛的性质，采取有针对性的干预措施，有效缓解患者的疼痛，Portenoy 等[2]于2006年研制了 ID Pain 量表，用以快速区分伤害感受性疼痛和神经病理性疼痛。该量表采用患者自评的方式，主要用于神经病理性疼痛的早期筛查。英文版 ID Pain 量表的重测信度为0.742，具有良好的敏感度和特异度[2]。国内学者李君等[3]于2011年对该量表进行了翻译和信效度分析，结果表明 ID Pain 量表的 Cronbach's α系数 > 0.7；在得分≥2分时，ID Pain 量表的敏感度为87.1%，特异度为90.0%。

ID Pain 量表共有6个条目：前5个问题回答"是"记+1分，回答"否"记0分，最后一个问题"您的疼痛是否只出现在关节部位"回答"是"记-1分，回答"否"记0分，让患者在认为合适的数字上画"√"。总分为每个条目得分相加，最高分为5分，最低为-1分。ID Pain 量表总得分为0或-1分表示基本排除神经病理性疼痛；1分表示不完全排除神经病理性疼痛；2或3分表示考虑患神经病理性疼痛；4或5分表示高度考虑患神经病理性疼痛，具体内容见表2-4。

表2-4　ID Pain量表

问题	评分/分	
	是	否
您是否出现针刺般疼痛？	1	0
您是否出现烧灼样疼痛？	1	0
您是否出现麻木感？	1	0
您是否出现触电般疼痛？	1	0
您的疼痛是否会因为衣服或床单的触碰而加剧？	1	0
您的疼痛是否只出现在关节部位？	−1	0
总分：最高分=5　　最低分=−1		

结果分析

总分/分	−1	0	1	2	3	4	5
分析	基本排除神经病理性疼痛		不完全排除神经病理性疼痛	考虑患神经病理性疼痛		高度考虑患神经病理性疼痛	

（二）适用人群

ID Pain 量表的适用人群包括：①≥18岁，其疼痛时间＞30天者[2]；②持续性疼痛，并且伴有针刺样、触电样、火烧样疼痛或者麻木症状，服用普通镇痛药物效果不佳者；③癌性疼痛患者[4]。但是，对于认知功能有障碍[5]的患者，有一定的局限性。

（三）应用情况

ID Pain量表是国际通行的简明、易操作、有效、敏感性高的慢性疼痛患者自测筛选工具[2~5]，以确定其是否存在神经病理性疼痛。目前，ID Pain量表在国外主要用于筛查慢性疼痛患者、癌性疼痛患者及带状疱疹患者是否存在神经病理性疼痛[5]；在我国，ID Pain量表除了用于以上疾患的评估，还用于药物（普瑞巴林）治疗神经病理性疼痛的效果评价[6~9]。同时，作为一种国外引进的量表，我国部分学者还致力于对其进行跨文化调适，并对中文版ID Pain量表的信效度、特异度及灵敏度进行研究[3]。

值得注意的是，在临床应用过程中，还要结合患者的病史、体格检查、实验室检查等进行综合评估。ID Pain量表应用在初级治疗中，可增强医护人员及患者防范神经病理性疼痛意识，促进患者与临床医生的交流，并可以准确筛选出神经病理性疼痛，以确定疼痛的性质，从而为缓解患者的疼痛采取针对性的干预措施。但是，ID Pain量表不提供患者的疼痛强度及其他疼痛特征的信息，要了解患者的疼痛强度及其他特征时需与其他疼痛评估量表联合使用。

（四）案例分析

1.案例介绍

王某，女，53岁，文化程度：中专，神志清楚。因左颜面部肿胀出疱疹伴针刺样疼痛1月余入院，入院诊断：带状疱疹。为了确诊患者的疼痛类型，护士使用ID Pain量表进行评估。

操作过程如下。

（1）查阅患者病史资料，了解患者疾病状况。

（2）患者初期由于对疾病不了解，害怕很难治愈，以及长期忍受疼痛，存在恐惧、紧张的心理。护士应及时向患者宣教疾病的知识，指出本病有自限性，治愈后能获终生免疫，使患者树立起战胜疾病的信心，积极配合治疗。同时，强调明确疼痛类型的重要性，有利于有针对性地进行治疗，早日康复。

（3）向患者发放ID Pain量表，告知患者在与其症状相符的选项处画"√"。填写完毕后，立即回收。

（4）计算该患者的ID Pain量表得分，根据得分判定患者是否存在神经病理性疼痛。

（5）正确记录评估结果，且将结果报告给医生，遵医嘱执行相应措施，定期对干预措施的效果进行评价。

2. 案例解析

（1）ID Pain量表的使用采取当场发放、当场回收的方式。

（2）对视物模糊或不方便填写的患者，由护士以无导向性的语句逐一念出每个条目，根据患者的回答勾选相应得分。

参考文献

［1］于生元. 神经病理性疼痛［J］. 中国现代神经疾病杂志，2013, 13(9): 741-743.

［2］Portenoy R. Development and testing of a neuropathic pain screening questionnaire: ID Pain［J］. Curr Med Res Opin, 2006, 22(8): 1555-1565.

［3］李君，冯艺，韩济生，等. 三个中文版神经病理性疼痛诊断量表的制定与多中心验证［J］. 中国疼痛医学杂志，2011, 17(9): 549-553.

［4］李琳琳.神经病理性疼痛评分量表对癌痛患者治疗决策的影响［D］. 安徽：蚌埠医学院，2013.

［5］Cielito RG, Phuong KM, Michael B, et al. Neuropathic Pain in Breast Cancer Survivors: Using the ID Pain as a Screening Tool［J］. J Pain Symptom Manage, 2010, 39(5): 882-889.

［6］申洁，吴跃申，水润英，等.老年带状疱疹后遗神经痛的危险因素研究 ［J］.老年医学与保健，2016, 22(1): 48-51.

［7］司马蕾，樊碧发，闫龙涛，等. 神经病理性癌痛的临床特点与现状控制的调查研究［J］.中国疼痛医学杂志，2014, 20(7): 476-480.

［8］辛玲，冯艺.乳腺癌术后疼痛综合征的前瞻性研究及相关因素分析 ［J］.中国疼痛医学杂志，2013, 19(3): 159-163.

［9］牛晓珊，仲婷.普瑞巴林治疗神经病理性疼痛的临床观察［J］.新疆 医学，2011, 41(12): 50-51.

（陈佳丽）

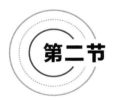

第二节 常见小儿疼痛评估工具

一、儿童疼痛行为量表

（一）量表介绍

儿童疼痛行为（face，legs，activity，cry，consolability，FLACC）量表，是1997年美国密西根大学Merkel等[1]专门研制，应用于评估儿童术后疼痛，由于量表设计简单易于使用，目前也被应用于其他患儿的疼痛评估，且得到良好的信效度。FLACC量表被刘明等[2]首次规范翻译为中文版本并公开发表，数据显示FLACC量表Cronbach's α系数为0.853，显示该量表具有良好的内部一致性。此量表包括面部表情（facial expression）、腿部动作（leg movement）、体位（activity）、哭闹（crying）和可抚慰度（consolability）共5项内容，每项内容按0～2评分，每项得分之和为总分，总评最低分数为0分，最高为10分，得分越高，不适和疼痛越明显[1]，总分0分表示放松，舒适；1～3分表示轻微不适；4～6分表示中度疼痛；7～10分表示严重疼痛，不适或两者兼有，详见表2-5。

表2-5　儿童疼痛行为量表（FLACC）

评分	0分	1分	2分
面部表情	表情自然或微笑	偶尔出现痛苦表情，皱眉、淡漠	经常或持续出现下颚颤抖或紧咬下颚
腿部动作	自然体位或放松	紧张不安地抖动	踢腿或双腿挺直
体位	安静躺着，正常体位或轻松活动	局促不安、翻来覆去	身体痉挛僵直，成弓形
哭闹	不哭（清醒或睡眠中）	呻吟、啜泣，偶尔诉痛	持续哭泣、尖叫，大声诉痛
可抚慰度	舒适、放松	抚摸拥抱和言语可以被安慰	难于被安抚

（二）适用人群

FLACC量表最初设计应用于2个月至7岁患儿术后疼痛评估[1]，有研究表明该量表也可用于创伤、癌症、危重症及智障患儿[3～5]。

（三）应用情况

FLACC量表是被Ped-IMMPACT（pediatric initiative on methods，measurement，and pain assessment in clinical Trials）[6]所推荐的6大疼痛评分表之一，已在各个国家广泛使用。该量表于2003年被介绍到国内[7]并由刘明等[2]翻译、汉化为中文版，且对中文版本在儿科人群中的效度和信度进行了评价，以供国内临床应用。

（四）案例分析

1. 案例介绍

患儿，王某，男，4岁3月，因出现呼吸困难4天，外院查胸部CT示前纵隔占位入院，入院诊断：纵隔肿瘤待查。入院后3天在局部麻醉下行纵隔肿瘤活检术后转入儿科监护室，予以监护及对症支持治疗。为了解患儿的疼痛强度，护士使用FLACC量表进行评估。

操作过程如下。

（1）查阅患儿病史资料，了解患儿疾病情况。

（2）护士携FLACC量表至床旁，进行评估，此时患儿表现出皱眉（1分）、双腿抖动（1分）、局促不安（1分）、啜泣（1分）、难以被安抚（2分），评分为6分，告知医生后遵医嘱予以镇静、镇痛药物持续泵入。处理完毕后进行记录。

（3）30min后护士携FLACC量表予以复评，患儿此时诉较前稍有好转，但仍偶尔有皱眉（1分）、双腿自然放松（0分）、安静平躺（0分）、清醒不哭（0分）、舒适放松状态（0分），评分为1分。告知医生，遵医嘱调慢镇静、镇痛药物静脉泵入速度。处理完毕后及时予以记录。

（4）患儿本班疼痛情况FLACC量表分值与下一班进行交接。

2. 案例解析

（1）在病情允许的情况下，护士触摸或变换患儿体位，进行评估，以了解患儿身体紧张度和抵抗性（如进行翻身的同时，观察患儿的面部表情、腿部活动等）。

（2）评估者需认真观察患儿各项评估内容情况并正确赋值，当评分总分≥4分时，告知医生。

参考文献

［1］Merkel SI, Voepel-Lewis T, Shayevitz JR, et al. The FLACC: A behavioral scale for scoring postoperative pain in young children ［J］. Pediatric Nursing, 1997, 23(3): 293–297.

［2］刘明，陈利琴，郑佳丽. 儿童疼痛行为量表在唇腭裂患儿术后疼痛评估中的应用及其信效度 ［J］. 解放军护理杂志，2012, 13(7): 20-25.

［3］Manworren R, Hynan L. Clinical validation of FLACC: Preverbal patient pain scale ［J］. Ped Nurs, 2003, 29(2): 140-146.

［4］Voepel-Lewis T, Zanotti J, Dammeyer JA, et al. Reliability and validity of the Face, Legs, Activity, Cry, Consolability behavioral tool in assessing acute pain in critically ill patients ［J］. AJCC, 2010, 19(1): 55-62.

［5］Voepel-Lewis T, Merkel SI, Tait AR, et al. The reliability and validity of the face, legs, activity, cry, consolability observational tool as a measure of pain in children with cognitive impairment ［J］. Anesth Analg, 2002,95(5): 1224-1249.

［6］McGrath PJ, Walco GA, Turk DC, et al. Core outcome domains and measures for pediatric acute and chronic/recurrent pain clinical trials: PedIMMPACT recommendations ［J］. J Pain, 2008, 9(9): 771-783.

[7]陈梅芳.婴儿和儿童疼痛评估的FLACC量表法［J］.国外医学.护理学分册，2003, 22(6): 289-290.

（余金秀，易银芝）

二、改良儿童疼痛行为评分量表

（一）量表介绍

改良儿童疼痛行为评分量表（modified behavioral pain scale，MBPS）是由加拿大多伦多大学Taddio教授等[1]于1995年在Robieux等制作的疼痛行为量表（behavioral pain scale，BPS）[2]的基础上，以东安大略儿童医院疼痛评分（the children of eastern Ontario pain scale，CHEOPS）[3]为原型加以改良制作而成。该量表包括面部表情、行为情况和哭闹情况3个项目，每个项目根据患儿情况给予评分，3个项目评分总和即为MBPS总分，分值越高说明疼痛情况越重（表2-6）。据Taddio教授的研究显示，使用ANOVA分析该量表评定者间信度为0.95，内部一致性为0.55 ～ 0.66，量表具有较好的稳定性和可靠性[1]。

表2-6　改良儿童疼痛行为评价量表（MBPS）

观察项目	行为定义	评分/分
面部表情	肯定积极的表情，如微笑	0
	中立表情	1
	轻度消极的表情，如扭曲不安	2
	明显消极的表情，如皱眉、紧闭双眼等	3
哭闹情况	大笑或者咯咯笑	0
	没哭	1

观察项目	行为定义	评分/分
哭闹情况	呻吟，轻声发声，或啜泣	2
	声嘶力竭地哭泣	3
	声嘶力竭地哭泣并明显超过操作前的哭泣*	4
行动情况	正常活动或放松安静	0
	部分肢体移动或者穿刺操作部位肢体回缩	2
	焦虑不安伴随复杂的运动，包括头部、肢体或其他部位躁动或僵硬	3

注：*仅适用于操作后评分。

（二）适用人群

MBPS适用于常规操作所致儿童疼痛的评估，如计划免疫注射、肌内注射、腰椎穿刺、静脉输液等[4]。据国内外研究显示，对1个月至11岁的患儿均有使用此量表进行疼痛评估，但具体适用年龄跨度未做明确限定[1~6]。

（三）应用情况

MBPS作为一项实用性强的疼痛评估工具由于其操作简便被应用于临床评估患儿的急性疼痛[1]。此外，国内外有文献报道使用该量表进行疼痛评估以期评价疼痛治疗方案的临床应用价值[5~7]。

（四）案例分析

1.案例介绍

患儿，张某，男，2岁4个月，因反复发热伴头痛、呕吐3

天，意识障碍伴惊厥1天收入儿科监护室（PICU）。入院体查示：脑膜刺激征阳性。入院诊断：化脓性脑膜炎。为明确诊断，医生下达医嘱准备给患儿抽血化验，责任护士遵医嘱予以抽血前准备，并使用MBPS评估患儿疼痛强度。

操作过程如下。

（1）查看患儿资料，了解患儿疾病状况。

（2）向患儿说明疼痛评估的目的、意义以及注意事项并做好心理护理。

（3）护士定位穿刺部位后，为患儿局部使用利多卡因麻醉乳膏。

（4）护士在抽血操作前与患儿沟通交流取得患儿配合，并在操作前5秒携MBPS评估量表进行评估，此时患儿面部表情为不扭曲皱眉也不笑的中立表情（1）、没哭（1）、正常活动（0），MBPS评分为2分。

（5）护士抽血操作完毕后在15s内携MBPS评估量表进行疼痛评估，此时患儿表现为扭曲不安的轻度消极表情（2）、没哭（1）、安静平躺（0），MBPS评分为3分。处理完毕后进行护理记录。

2. 案例解析

（1）MBPS量表临床使用时需进行两轮评分，分别在操作进行前5s以及操作进行后15s以内[1]。

（2）婴幼儿由于缺乏必要的认知和表达能力，因此，护士在使用该量表对患儿疼痛评估时，需排除其他正常的生理活动和反射[8]，如对医护操作的恐惧。

（3）操作前尽量要取得患儿的信任和理解，减少患者因恐惧而导致评分偏高。

参考文献

［1］Taddio A, Nulman I. A revised measure of acute pain in infants［J］. Pain Symptom Manage, 1995, 10(2): 456-463.

［2］Robieux I, Kumar R, Radhakrishnan S, et al. Assessing pain and analgesia with a lidocaine-prilocaine emulsion in infants and toddlers during venipuncture［J］. Journal of Pediatrics, 1991, 118(6): 971-973.

［3］McGrath PJ, Johnston G, Goodman JT, et al. CHEOPS: A behavioral scale for rating postoperative pain in children［J］. Advances in pain research and therapy, 1985, 9: 395-402.

［4］马相飞. 小儿疼痛评估方法及其相关性的临床研究［D］. 广西医科大学，2007.

［5］汤根兄，李静. 盐酸奥布卡因凝胶在牙科畏惧症患儿中的应用［J］. 南京医科大学学报(自然科学版)，2016, 36 (11): 1400-1402.

［6］叶秀萍.音乐护理联合舒适体位缓解婴幼儿接种疼痛的应用效果［J］. 华夏医学，2015, 28(2): 86-88.

［7］Taddio A, Nulman I, Goldbach M, et al. Use of lidocaine-prilocaine cream for vaccination pain in infants［J］. The Journal of Pediatrics, 1994,124(4): 643-648.

［8］刘莹，刘天婧，王恩波. 不同年龄段儿童疼痛评估工具的选择［J］.中国疼痛医学杂志，2012, 18(12): 752-755.

（余金秀，谢鑑辉）

三、东安大略儿童医院疼痛评分

（一）量表介绍

东安大略儿童医院疼痛评分（Children's Hospital of Eastern

Ontario Pain Scale，CHEOPS）是由Fradet等[1]和McGrath等[2]制作修订而成（表2-7）。CHEOPS是一种观察性疼痛量表[3]，用于评价术后疼痛强度，主要指标包括哭吵、面部表情、语言、躯干、伤口触摸和下肢活动6个方面，每个项目根据患儿情况给予评分，每个类别的分值为0～2分或者是1～3分，总分值4～13分，若总分低于6分，则认为没有疼痛[4]。1985年McGrath等经过验证研究发现CHEOPS内部一致性在0.90～0.99，显示该量表具有良好的信效度[2]，且在经过咨询经验丰富的麻醉留观室护士并进行试点之后，CHEOPS得到了进一步的发展和修正[3]。

表2-7 东安大略儿童医院疼痛评分（CHEOPS）

项目	行为	定义	评分/分
哭吵	不哭	不哭	1
	呻吟	呻吟或者平静地无声哭泣	2
	哭吵	哭泣，但是哭声温柔或者低声	2
	哭吵尖叫	大声哭吵，伴抱怨或者没有	3
面部表情	微笑	明确的正性表情才能评分	0
	复合	中性表情	1
	做鬼脸	明确的负性表情才能评分	2
语言	正性	没有抱怨或者有其他任何积极的表述	0
	无	不说话	1
	抱怨其他	抱怨，但与疼痛无关，例如"我渴了"	1
	抱怨疼痛	抱怨疼痛	2
	抱怨两者	抱怨疼痛和其他，例如"我渴了，我要妈妈"	2
躯干	中性	身体（不是肢体）休息；躯干静止	1
	扭动	身体摆动或者呈蜿蜒状	2
	紧张	身体弓形或者僵硬	2

项目	行为	定义	评分/分
躯干	颤抖	身体发抖或者偶尔发抖	2
	直立	处于垂直或者直立位	2
伤口触摸	受限	身体受限	2
	没有	没有触摸或者搔抓伤口	1
	伸手	想去触摸伤口但是没有碰到	2
	触摸	轻柔地触摸伤口或者伤口部位	2
	搔抓	用力搔抓伤口	2
下肢活动	受限	上肢被束缚	2
	中性	下肢处于任何位置但很放松；包括轻柔游泳样或者分离样动作	1
	扭动 / 踢	明显的不适或者下肢不停地动和 / 或用脚或腿踢打	2
	紧张 / 静止	下肢紧张和 / 或伸直身体并且保持不变	2
	站立	站立、蹲伏或者下跪	2
	受限	下肢被束缚	2

（二）适用人群

CHEOPS 最初制作是适用于 1 ～ 7 岁的患儿，也有研究者认为可用于 1 个月至 17 岁的患者[1,4,5]。

（三）应用情况

根据国内外查阅文献结果显示，CHOEPS 量表主要运用于研究药物或治疗对于儿童术后镇静和麻醉苏醒期躁动的影响，并具有良好信效度[5~8]。其在临床应用具体情况未做明确介绍，但有研究[5]认为因该量表分值与其他量表的统计方法不同，评估内容较复杂，在繁忙的临床工作中不太实用。

（四）案例分析

1.案例介绍

患儿，张某，女，5岁，因出现全身水肿5天，门诊检验结果示蛋白尿（+++）入院，入院诊断为：肾病综合征。入院后第3天，为明确诊断，指导治疗，予以肾穿刺活检术，术后返回病房，予以监护及对症支持治疗。为了解患儿的疼痛强度，护士使用CHEOPS进行评估。

操作过程如下。

（1）查阅患儿病史资料，了解患儿疾病情况。

（2）向患儿及家属解释疼痛评估的目的、意义以及注意事项并做好心理护理。

（3）患儿术毕进入病房后，护士携CHOEPS评估量表至床旁，进行评估，此时患儿表现出轻声呻吟（2分），表情平静，面部无微笑也无扭曲皱眉等（1分），与患儿沟通有诉疼痛（2分），术后患儿紧张不敢移动躯干处于僵硬状态（2分），未伸手触摸伤口部位（1分），四肢也处于紧张伸直状态（2分），CHEOPS评分为10分。告知医生后遵医嘱予以间苯三酚肌内注射镇痛。护士处理完毕后记录，包括CHEOPS量表各项目情况、对应分值、总评分以及镇痛措施。

（4）30min后，护士携CHOEPS评估量表至床旁予以复评，观察用药效果，患儿此时不哭（1分），表情平静，面部无微笑也无扭曲皱眉等（1分），诉稍有疼痛较前有好转（2分），患儿诉渐渐适应无紧张情绪，躯干及四肢处于放松状态（各1分），未伸手触摸伤口部位（1分），CHEOPS评分为7分，告知医生，嘱继续观察。护士处理完毕后记录。

（5）对本班术后出现的疼痛情况、CHEOPS评分以及用药处理进行交接。

2. 案例解析

（1）CHEOPS评分量表，最初设计是用于评估患儿特定时间点的疼痛情况，后来也被逐渐应用于观察较长时间内的疼痛变化[5]。评估者应注意运用该量表对患儿疼痛情况进行动态评估。

（2）CHEOPS评分量表较其他量表评估内容复杂，条目较多，使用该量表时应仔细、必要时请人核对避免漏评或误评。

（3）CHEOPS总分值4～13分，评分高于6分时，需告知医生进行干预[9]。

参考文献

［1］Fradet C, McGrath PJ, Kay J, et al. A prospective survey of reactions to blood tests by children and adolescents ［J］. Pain, 1990, 40(1): 53-60.

［2］McGrath P, Johnston G, Goodman J T, et al. CHEOPS: A behavioral scale for rating postoperative pain in children ［J］. Advances in pain research and therapy, 1985, 9:395-402.

［3］Crellin D, Sullivan T P, Babl F E, et al. Analysis of the validation of existing behavioral pain and distress scales for use in the procedural setting ［J］. Paediatric anaesthesia, 2007, 17(8): 720-733.

［4］刘莹，刘天婧，王恩波. 不同年龄段儿童疼痛评估工具的选择［J］. 中国疼痛医学杂志，2012, 18(12): 752-755.

[5] Von Baeyer CL, Spagrud, LJ. Systematic review of observational (behavioral) measures of pain for children and adolescents aged 3 to 18 years [J]. Pain, 2007, 127 (1-2): 140-150.

[6] 庄培钧，王炫，张学锋，等. 术中使用右旋美托咪定或吗啡对儿童扁桃体腺样体切除术后镇痛的影响 [J]. 上海医学，2011, 34(4): 271-274.

[7] 石念军，张昊. 右美托咪定预防儿童全凭静脉麻醉苏醒期躁动的临床研究 [J]. 山东医学高等专科学校学报，2016, 38(2): 83-85.

[8] 杨瑞，胡建功，要曼曼. 小儿扁桃体切除术后应用冰水镇痛疗效分析 [J]. 河南职工医学院学报，2013, 25(2): 130-132.

[9] Mitchell P. Understanding a young child's pain [J]. Lancet, 1999, 354(91): 1708.

（周霞，余金秀）

四、Hester扑克牌评分法

（一）工具介绍

Hester扑克牌评分法（poker chip scale）由美国科罗拉多医科大学Nancy K.Olson Hester护理学博士[1]于1979年提出，主要用于描述儿童对疼痛的反应。四张扑克牌的含义并非每一张代表一种特定的疼痛程度，而是疼痛效果叠加，即：一张牌代表最轻程度，四张牌加起来代表最大程度；而并非是第一张牌代表一点点痛，第四张牌代表经历过的最重的伤害，Hester扑克牌法通过统计扑克牌的数量来表示疼痛程度。王建光等[2]表示，有些儿童在首次应用这个方法后就有了疼痛分级的印象，以后的评估就会更准确。但使用Hester扑克牌评分法的一个重要限制是不知道这四个数值真正代表的意义，以及四种不同水平的儿童痛感之间有意义的差异。

（二）适用人群

Hester扑克牌评分法适用于大部分学龄前儿童（3～7岁），大部分3岁及以上儿童均能区分有无疼痛[2]。不适用于有发育迟缓的表现、语言沟通障碍的儿童。

（三）应用情况

Hester扑克牌评分法结构简单、易操作，运用时常常与其他评估方法结合。Nancy K.Olson Hester 曾将Hester扑克牌评分法与其他评分法进行了统计学分析表示，在临床中Hester扑克牌评分法可用来与其他疼痛评估方法做对比研究，联合其他评估方法增加评估的准确性[1]。

（四）案例分析

1. 案例介绍

患儿，男，4岁半，学龄前，视力无明显损害。因外伤后致左前臂疼痛、肿胀伴活动受限2h入院，入院诊断：左侧尺骨远端骨折。

操作过程如下。

（1）查看患儿资料，了解患儿疾病状况。

（2）询问患儿家属并检查评估患儿的疼痛部位，评估患儿病情、意识、合作程度，向患儿家属说明疼痛评估的目的与意义、注意事项，做好心理护理。

（3）使用Hester疼痛评估方法。

① 询问患儿是否存在疼痛？若回答"没有"，疼痛纸牌数量登记"0"。

② 患儿回答"有"，将准备好的4张扑克牌，摆在患儿面前，向患儿说明："这些纸牌代表你感受到的疼痛，一张纸牌代表一点点痛，四张纸牌代表你经历过的最重的疼痛。你有1、2、3还是4张疼痛纸牌？"

③ 患儿共选择4张扑克牌，确认孩子的疼痛反应为最痛。

④ 记录患儿疼痛纸牌数量，告知医生，必要时遵医嘱予以相应的镇痛处理。

2. 案例解析

（1）精准度与患儿自身理解能力没有很大关系，在使用Hester疼痛评估方法之前，一定要详细评估患者病情、意识、合作程度、理解能力。

（2）进行评估时患儿可能因为恐惧，饥饿或其他压力不合作，故进行疼痛评估时应排除这些因素的影响。

参考文献

［1］Hester NK. The Preoperational Child's Reaction to Immunization ［J］. Nurse Reasearch, 1979, 28(9): 250-254.

［2］王建光，连庆泉，张冰.小儿疼痛的评估 ［J］. 实用儿科临床杂志，2006, 21(11): 711-712.

（梁英）

五、新生儿疼痛评估量表

由于新生儿不能用语言描述疼痛，临床对新生儿疼痛的关注相对不足。研究显示，新生儿在新生儿重症监护室（neonatal intensive care unit, NICU）住院期间，平均每日接受各种操作达（22.97±2.30）次，累计暴露于短暂或持续压力刺激的时间平均达（42.59±15.02）h，可导致不同程度的疼痛并进一步影响新生儿神经系统发育[1]。因此，临床工作中应注重新生儿疼痛的观察并及时处理。

（一）量表介绍

新生儿疼痛评估量表（neonatal infant pain scale，NIPS）由南加利福尼亚医院 Lawrence 等[2]于1993年制定，用于对足月儿和早产儿进行操作相关疼痛和术后疼痛的评估。NIPS 从面部表情、哭、呼吸形态、上肢姿势、下肢姿势和觉醒状态共6个方面对1岁以内的婴幼儿或新生儿进行评估，每个项目得分之和 > 3分时，认为该新生儿存在疼痛或不舒适，但不能依靠此量表得分判断新生儿疼痛或不舒适的程度（表2-8）。该量表易学实用、操作简便，且信效度良好，适用于不同文化背景下的评估者，可以由经过培训的医务人员及家长进行。Lawrence 等[2]将其用于评估疼痛性操作，量表 Cronbach's α 系数为 0.87 ～ 0.95；Motta 等[3]测得葡萄牙语版 NIPS 的 Kappa 系数为

0.93，灵敏度和特异度分别为95%和90%，Cronbach's α系数为0.762；贺芳等[4]测得中文版NIPS的Cronbach's α系数为0.868，组内相关系数分别为0.919和0.948。

表2-8　新生儿疼痛评估量表（NIPS）

维度	内容	得分/分
面部表情	肌肉放松：面部表情平静，中性表情 皱眉：面部肌肉紧张，眉头、脸颊、下巴都有皱纹	0 1
哭	不哭：安静、不哭 呜咽：间断、轻微的哭泣 大哭：大声尖叫；响亮、刺耳、持续的哭泣*	0 1 2
呼吸形态	放松：孩子平常的状态 呼吸形态改变：呼吸深或不规则，比平常快；噎住、屏气	0 1
上肢姿势	放松或受限：没有肌肉的僵直，偶尔手臂随机的运动 屈曲或伸直：紧张、手臂伸直、很快地伸展或屈曲	0 1
下肢姿势	放松或受限：没有肌肉的僵直，偶尔腿部随机的运动 屈曲或伸直：紧张、下肢伸直、很快地伸展或屈曲	0 1
觉醒状态	入睡或觉醒：安静、平和、入睡或平静觉醒 激惹：紧张、局促不安	0 1

注：*气管插管的孩子如有显著的嘴部和面部动作，此项可能得分。

（二）适用人群

该量表可以用于1岁以内的婴幼儿及新生儿，包括足月儿和早产儿。

（三）应用情况

自1993年Lawrence制定以来，NIPS已被翻译成多种文字，在多个国家和地区的新生儿医疗机构应用，并在美国、英国、巴西等国被推荐为新生儿疼痛的基础评估工具[2~6]。2013年,孙绕等[5]整理国内98篇新生儿疼痛相关前瞻性研究发现,NIPS为国内使用频率最高的新生儿疼痛评估量表。戚少丹等[7]推荐NIPS用于常规疼痛评估,利于筛选存在疼痛或不舒适的新生儿,以便进一步处理。

(四)案例分析

1. 案例介绍

黄某宝宝,女,4天,因"呕吐2天,血便、腹胀1天"以"消化道穿孔?"收入NICU,请小儿外科会诊后急诊行"肠切除术+肠造瘘术"。术后诊断:①新生儿坏死性小肠结肠炎结肠穿孔;②新生儿败血症;③腹膜炎。术后1h,患儿从麻醉状态苏醒后有皱眉(1分)、呻吟(1分),呼吸60次/min左右(1分),四肢紧张(上肢1分,下肢1分),不能安静入睡(1分),拥抱、抚摸不能安抚,NIPS评分6分,遵医嘱予吗啡15μg/(kg·h)持续静脉泵入。半小时后,患儿仍有皱眉(1分)、呻吟(1分),呼吸55次/min左右(1分),上肢紧张(1分),不能安静入睡(1分),拥抱、抚摸能安抚,NIPS评分5分,遵医嘱调整吗啡剂量为20μg/(kg·h)持续静脉泵入。半小时后,患儿表情安详,偶有呻吟(1分),呼吸50次/min左右(1分),四肢放松,安静入睡,NIPS评分2分。之后每2h评估一次,患儿NIPS评分均在1~2分。

2.案例解析

(1)新生儿自身不能表达疼痛,因此新生儿的疼痛评估完全依靠医护人员主观判断。医护人员需及时注意患儿动态改变，并进行及时的评估和处理。

（2）用药后应密切观察患儿生命体征，并依据药物起效时间及时进行用药后复评，根据评分结果合理调整药量，以达到最佳镇痛效果，同时保证患儿的舒适与安全。

（3）NIPS 不适用于评估婴幼儿慢性疼痛[3,8]。

参考文献

[1] Cong X, Wu J, Vittner D, et al. The impact of cumulative pain/stress on neurobehavioral development of preterm infants in the NICU [J]. Early Human Development, 2017, 108: 9-16.

[2] Lawrence J, Alcock D, Kay J, et al. The development of a tool to assess neonatal pain [J]. Neonatal Network Nn, 1993, 12(6): 59-66.

[3] da Motta, Giordana de Cássia Pinheiro, Schardosim J M, et al. Neonatal Infant Pain Scale: Cross-Cultural Adaptation and Validation in Brazil [J]. Journal of Pain & Symptom Management, 2015, 50(3):394-401.

[4] 贺芳，张喆，黄小知，等. 3种量表用于新生儿足跟采血疼痛评估的信效度分析 [J]. 护理学报，2017, 24(1): 1-4.

[5] 孙绕，赵文宇，郝泉水，等. 中文儿科临床试验疼痛评价量表使用情况调查 [J]. 中国循证儿科杂志，2013, 8(3): 186-191.

[6] Suraseranivongse S, Kaosaard R, Intakong P, et al. A comparison of postoperative pain scales in neonates [J]. British Journal of Anaesthesia, 2006, 97(4): 540-544.

[7] 戚少丹，陈劼. 新生儿疼痛管理的研究进展 [J]. 中国护理管理，2015, 15(10): 1200-1205.

[8] Stevens B, Johnston C, Petryshen P, et al. Premature Infant Pain Profile: development and initial validation [J]. Clinical Journal of Pain, 1996, 12(1): 13-22.

（李文，刘墨言）

六、指距评分法（FSS）

（一）工具介绍

指距评分法（finger span scale, FSS）最初的概念于1956年提出，并由Stevens等[1]于1958年完成实验方法的设计和论证，形成了一套利用指间距离差异作为量值估计的评分方法。1989年，Franzén等[2]开始将这种评分方法应用于评估牙痛患者所感知疼痛的等级。FSS是一种通过移动示指与拇指的距离来表达疼痛强度的工具，拇指与示指的不同距离代表的疼痛强度（图2-7）：将一只手的拇指、示指放在一起（图2-7A），表示无痛；展示两指间很小的距离，代表轻微疼痛（图2-7B）；稍宽的距离，代表中度疼痛（图2-7C）；尽可能地分开拇指、示指，表示剧痛（图2-7D）[3]。

FSS只是幼儿综合评分法的一个方面，把它与行为观察评估法（FLACC）联合使用可提高对婴幼儿疼痛评估的准确度，同时一定让患儿说出或用手指出疼痛的具体部位[4]。

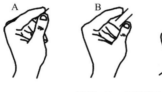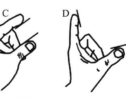

图2-7　指距评分法（FSS）

（二）适用人群

FSS适用于不同年龄阶段患儿各种疾病的疼痛评估，尤其适用于病情危重无法陈述疼痛强度，有语言沟通障碍，以及不愿使用其他自我报告工具的患儿，但此工具对于小于3岁，自我认知、理解还未发育完善的婴幼儿有一定局限性。

（三）应用情况

FSS易教、易理解，操作简单，且该方法易于编入在各种环境下使用的常规疼痛评估工具中[5]。目前，有关指距评分法的研究和临床经验较少，对于可自我报告疼痛的患儿，视觉模拟评分法（VAS）、Wong-Baker面部表情量表（FPS）等疼痛评估法更能准确有效地评估患者的疼痛强度，仍是当前较为常用的疼痛评估工具[6,7]。

（四）案例分析

1.案例介绍

患儿，男，4岁，因右下腹腹痛3h紧急入院。入院后诊断：急性阑尾炎。术后为评估患儿疼痛强度，护士选用FSS。

操作过程如下。

（1）查看患儿病史资料，了解患儿疾病状况。

（2）询问并检查患儿病情、意识、合作程度，向患儿及家属说明疼痛评估的目的与意义，注意事项，做好心理护理。

（3）询问患儿家长，患儿表示疼痛的习惯用语。

（4）向患儿确定疼痛的部位："宝贝，你哪里痛？"

（5）向患儿示范及解释示指与拇指距离所代表的疼痛强度：

"将一只手的拇指、示指放在一起，表示不痛；展示两指间很小的距离，代表一点点痛；稍宽的距离，代表很痛；然后，尽可能地分开拇指、示指，代表非常痛，你现在用手指告诉阿姨你有多痛？"

（6）患儿指向右下腹手术后部位，回答："阿姨，我这里好痛。"护士同时观察患儿的手指距离（图2-8C），评估结果为中度疼痛。

（7）告知医生，遵医嘱予以镇痛措施。

（8）及时评估干预效果，再次询问患儿："宝贝，你现在觉得这里痛吗？用手指告诉阿姨你有多痛？"患儿回答："一点点。"护士同时观察患儿的手指距离（图2-8B），评估结果为中度疼痛。

（9）正确记录评估内容、干预措施及干预效果。

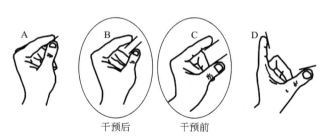

图2-8 指距评分法（FSS）评价结果示意图

2. 案例解析

（1）FSS与患儿认知水平及疾病状态有关，在使用FSS前评估患儿的认知理解水平，确保患儿理解并准确表达，也可结合行为观察评估法（FLACC）提高对幼儿疼痛评估的准确度。

（2）运用FSS时，首先让患儿指出疼痛的部位。

（3）在使用FSS时，首先询问患儿或其父母，了解患儿经常用什么词语来表示疼痛，再示范及解释示指与拇指距离所代表的疼痛强度，或对于数字大小有认知的患儿可告诉其"无痛"相当于"0"，两指间距离最远相当于"10"，疼痛强度用患儿拇示指张开的距离表示，也可用患儿应用的词语或数字表示（比如0～10或0～5）。

参考文献

［1］Stevens SS, Stone G. Finger span: Ratio scale, category scale, and JND scale［J］. Journal of Experimental Psychology, 1959, 57(57): 91-95.

［2］Franzén OG, Ahlquist ML. The intensive aspect of information processing in the intradental A-delta system in man-a psychophysiological analysis of sharp dental pain［J］. Behavioural Brain Research, 1989, 33(1): 1-11.

［3］Merkel S. Pain assessment in infants and young children: The finger span scale［J］. The American Journal of Nursing, 2002, 102(11): 55-56.

［4］Merkel S, Malviya S. Pediatric pain, tools, and assessment［J］. Journal of Perianesthesia Nursing Official, 2000, 15(6): 408-414.

［5］王曼. 用于婴幼儿的疼痛评估方法：指距评分法［J］. 国外医学：护理学分册，2003, 22(12):566-569.

［6］周英华，张伟，睢建. 疼痛评估工具选择的研究进展［J］. 护士进修杂志，2013, 28(11): 974-977.

［7］刘莹，刘天婧，王恩波. 不同年龄段儿童疼痛评估工具的选择［J］. 中国疼痛医学杂志，2012, 18(12): 752-755.

（唐慧　杨艳）

七、早产儿疼痛评分简表

（一）量表介绍

早产儿疼痛评分简表（preterm infant pain profile，PIPP）[1]

是由加拿大Toronto和McGill大学制定，用于评估早产儿和足月儿急性疼痛的量表，Cronbach's α系数为0.71。PIPP共包含7个条目（表2-9）：2个状态指标（矫正胎龄和行为状态），2个生理指标（心率和血氧饱和度），3个行为指标（皱眉、挤眼、鼻唇沟加深）。每个条目分值为0～3分，总分为7项之和，最大分值为21分。一般认为总分＜6分可以不做处理，7～12分为中度疼痛，＞12分为重度疼痛。

表2-9　早产儿疼痛评分简表（PIPP）

项目	0分	1分	2分	3分
孕周/周	≥36	$32\sim35^{+5}$	$28\sim31^{+5}$	＜28
行为状态	活动/清醒，睁眼，有面部表情	安静/清醒，睁眼，无面部表情	活动/睡觉，闭眼，有面部表情	安静/睡觉，闭眼，无面部表情
心率增加次数（最大值）/（次/min）	0～4	5～14	15～24	≥25
血氧饱和度下降（最低值）/%	0～2.4	2.5～4.9	5.0～7.4	≥7.5
皱眉*	无	轻度	中度	重度
挤眼*	无	轻度	中度	重度
鼻唇沟加深*	无	轻度	中度	重度

注：行为状态的评估时间为15s；*评估时间为30s，"无"为出现该动作时间≤评估时间的9%，"轻度""中度""重度"表示该动作持续时间分别占评估时间的10%～39%、40%～69%、≥70%。

（二）适用人群

早产儿及足月儿。

（三）应用情况

该量表是一种多维度的急性疼痛评估工具，通过哭闹结合多种表情及生理指标来进行疼痛评估，已被翻译成多种文字在世界范围内广泛使用，是国内外早产儿疼痛评估领域研究及应用最广泛的工具之一[2,3]，被评为最权威的婴幼儿疼痛评估工具之一。目前也有修正版的PIPP（preterm infant pain profile-revised，PIPP-R），更加适用于胎龄低于28周的早产儿[4]。

（四）案例分析

1.案例介绍

李某婴，胎龄36^{+3}周（0分），出生3天，因"新生儿肺炎"入住新生儿科。目前需对其进行足跟采血后的疼痛强度评估，护士使用PIPP进行评估。

操作过程如下。

（1）患儿置于温暖、舒适的环境中。足跟采血前30min至1h停止喂养，以防反流；连接心电监护仪与血氧饱和仪，同时对监护仪、患儿进行视频录像，确保视频中能清楚看见监护仪上的心率、血氧饱和度以及患儿的面部表情。

（2）采血人员对患儿进行足底采血。

（3）视频录像记录足跟采血过程及其后至少30s的患儿表情及监护仪数据。

（4）计算得分。

（5）根据得分决定干预措施。

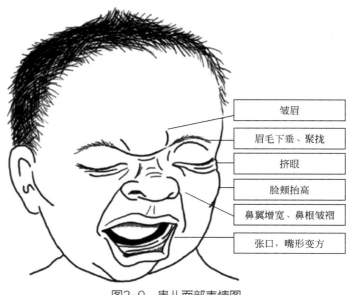

图2-9　患儿面部表情图

足底采血后医务人员对视频录像进行分析。

① 足底采血前10min开始，观察到患儿是清醒状态、睁眼，有吸吮动作（有面部表情，0分）。在整个10min内心率最大值142次/min，血氧饱和度最低值93%。

② 在足跟采血开始后的30s内，心率最高达150次/min（150-142=8，1分），血氧饱和度最低下降至90%（93-90=3，3/93=3.2%，1分）；患儿出现皱眉的持续时间为7s（7/30=23%，1分），挤眼的时间为3s（3/30=10%，1分），鼻唇沟纹持续时间3s（3/30=10%，1分），如图2-9。

③ 统计得分，如表2-10。

④ 该患儿足底采血的疼痛评分为5分，低于6分。故认为足底采血对该患儿未造成明显疼痛感，不需要对疼痛进行干预。

表2-10　患儿PIPP评分表

项目	0分	1分	2分	3分	得分/分
孕周/周	≥36				0
行为状态	清醒，睁眼，有吸吮动作				0
心率增加次数（最大值）/（次/min）		8（5~14）			1
血氧饱和度下降（最低值）/%		3.2（2.5~4.9）			1
皱眉*		23%（轻度）			1
挤眼*		10%（轻度）			1
鼻唇沟加深*		10%（轻度）			1
总分					5

注：行为状态的评估时间为15s；* 评估时间为30s，"无"为出现该动作时间≤评估时间的9%，"轻度""中度""重度"表示该动作持续时间分别占评估时间的10%～39%、40%～69%、≥70%。

2. 案例解析

（1）在患儿处于神志不清状态时，该表不适用进行行为评估。

（2）疼痛操作前，待患儿处于稳定状态时，至少观察患儿的行为状态15s，并记录心率的最大值和血氧饱和度的最低值；疼痛操作后观察30s，记录心率的最大值和血氧饱和度的最低值。

（3）得分＞6分时需要干预。中度疼痛可采取非药物的干预措施，包括非营养性吸吮、母乳喂养、皮肤接触、口服蔗糖或葡萄糖。重度疼痛可能需要使用镇痛药，如对乙酰氨基酚、吗啡、芬太尼等[4]。

（4）疼痛刺激前，在早产儿安静状态下，观察并记录其行为状态、心率的最大值、血氧饱和度的最低值；疼痛刺激后，观察早产儿30秒，记录心率、血氧饱和度及面部表情的变化，不用观察记录其行为状态。

（5）评估皱眉、挤眼、鼻唇沟加深时，持续时间要计算成比值，根据比值区间转换成分值计算总分，过程稍烦琐。

参考文献

［1］Stevens B, Johnston C, Petryshen P, et al. Premature Infant Pain Profile: development and initial validation［J］. Clin J Pain, 1996, 21(1): 13-22.

［2］Shapour Yaripoor, Arash Khalili, Fatemeh Joonbakhsh, et al. Systematic Review of Pain assessment scales in newborns under maxillofacial surgery Admitted to the surgical ward［J］. International Journal of Medical Research & Health Sciences, 2016, 5(10): 41-44.

［3］沈巧，郑显兰.早产儿疼痛评估工具使用研究相关文献分析［J］.中国护理管理，2016, 16(8): 1057-1061.

［4］None. Prevention and Management of Procedural Pain in the Neonate: An Update［J］.Pediatrics, 2016, 137(2): 1-13.

（周利平，房巧燕）

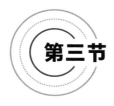

第三节　常见特殊人群疼痛评估工具

一、五指疼痛评分法

（一）工具介绍

五指疼痛评分法（five-finger measure，FFM）由张菊英等[1]

于2005年提出，2006年戴文英等[2]对FFM进行改良，用亚克力材料制作出手掌模型，用0～5分语言描述评分法（VRS-5）的内容，形成"五指疼痛评分模型"（图2-10）。在各个手指上标明疼痛分数和语言描述，拇指标明5分，代表剧痛无法忍受，严重影响睡眠；示指（食指）标明4分，代表重度疼痛，影响睡眠较重；中指标明3分，代表中度疼痛，影响睡眠；环指（无名指）标明2分，代表轻度疼痛，适当影响睡眠；小指标明1分，代表轻微疼痛，可忍受。戴文英等[2]将FFM与NRS-10（0～10分数字疼痛量表）的优缺点进行比较，结论为FFM对疼痛评分精确有效，两种工具除精确度没有差别外，直观性、接受程度、满意度FFM均优于NRS-10，经临床证实具有实用性和可行性。

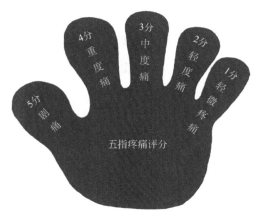

图2-10　五指疼痛评分模型

（二）适用人群

FFM适用于5岁以上儿童，及不同文化程度，视力、听力低下，语言交流障碍等患者[2, 3]。

（三）应用情况

FFM评估费时少，准确率高，容易宣教实施，患者易接受[2]，不受年龄、文化程度、听力及语言表达能力限制[4]。赵春燕[5]发现五指法尤适用于低教育层次患者及儿童的疼痛评估。张菊英、戴文英等[1,2]发现视力、听力下降及口腔、咽喉手术的患者也可以用五指法进行疼痛强度的评估。该工具由国内学者发明并推广应用，尚未见国外研究临床应用。

（四）案例分析

1. 案例介绍

刘某，男，59岁，文化程度：小学，因高处坠落致腰背部受伤入院。入院诊断：高处坠落伤；$L_2 \sim L_4$椎体爆裂骨折。为了评估患者的疼痛强度，护士使用FFM进行评估。

操作过程如下。

（1）查看患者资料，了解患者疾病情况。

（2）询问并查看患者病情、意识、合作程度，向患者及家属说明疼痛评估的目的与意义，注意事项，做好心理护理。

（3）将五指疼痛评分模型放在患者易于观察的位置，询问患者："现在我将使用这个五指模型为您评分，这个手掌上拇指代表您认为最剧烈的痛，示指为重度痛，中指为中度痛，环指为轻度痛，小指为轻微痛，请您在这个模型上指出哪根手指最能表达您现在的疼痛强度。"

（4）患者认为环指最符合其目前的疼痛状态，则患者此时的疼痛评分为2分。

（5）正确记录评估时间及内容。

2.案例解析

患者在疼痛状态下，情绪易不稳定，理解和接受能力均可能受到影响，难以耐心听护士解释[2]，使用FFM可随手展示进行评分，容易被患者理解接受。

参考文献

［1］张菊英，邹瑞芳，叶家薇.五指法在疼痛强度评估中的应用［J］.中华护理杂志，2005, 40(6):409-411.

［2］戴文英，於霞，莫文梅，等."五指疼痛评分模型"在疼痛评估中的应用［J］.中国实用护理杂志，2009, 25(3): 11-15.

［3］袁晥.疼痛评估工具研究进展［J］.当代护士，2013, (8): 9-14.

［4］孙晓燕，徐爱娟."南总五指疼痛模具"在疼痛评估中的应用［J］.中国误诊学杂志，2012, 12(8): 1803.

［5］赵春燕.五指法运用于低教育层次患者疼痛评估的效果观察［J］.养生保健指南：医药研究，2015, (15): 73.

（杨驰）

二、非言语性疼痛指标量表

（一）量表介绍

非言语性疼痛指标量表（the checklist of non-verbal pain indicators，CNPI）由Feldt KS在2000年设计研制并进行应用[1]，包括"口头抱怨（非言语性）、愁眉苦脸、支撑（周围物体）、坐立不安、摩擦（患病区域）及言语性的口头主诉"6个条目（表2-11），在活动及休息两种状态下对患者进行逐项评估。没有出现项目内容计0分，观察到1项项目内容计1分，总分12分，分数越高，说明其疼痛强度越大。Herr等[2]的研究检测了CNPI的信效度，认为其应用处于早期阶段，重测信度中等至良好，标准效度良好，推荐使用。

表2-11 非言语性疼痛指标量表（CNPI）

项目	活动时/分	休息时/分
1.口头抱怨：非言语（疼痛表达不用词语，而是呻吟、哼、嘟囔、喊叫、喘息、叹息）		
2.愁眉苦脸（皱眉、眯眼、唇紧绷、下巴下沉、咬紧牙关、表情扭曲）		
3.支撑（抓住或支撑床栏、床、餐台、活动中受影响的区域）		
4.坐立不安（不断或间歇变换体位、摇晃、间歇或不断摆动手、不能保持静态）		
5.摩擦（按摩患病区域）		
6.口头抱怨：言语（表达不舒服或者疼痛的词"哎""痛啊"）、活动（逐项观察，没有出现计0分，有计1分）分类得分		
总分		

（二）适用人群

疼痛部位多、机体虚弱、有合并症、认知功能下降，疼痛评估难度大的老年患者。

（三）应用情况

CNPI内容精练，简便易用，已有研究表明信效度良好，循证研究基础良好，且有中文译本可供参考。此外，该工具已被美国以外的国家，如挪威、英国、德国、新加坡、比利时等国的护理人员引入使用，提示该工具跨文化应用的可行性强。同时，有研究将CNPI应用于老年痴呆患者及语言交流障碍老年人的疼痛评估，取得了较好的效果。

（四）案例分析

1.案例介绍

王某，男，68岁，全麻下行颅内肿瘤切除术后第一天，术后带气管插管返回病房，患者术前无认知功能障碍，已呈清醒状态，术后使用镇痛泵持续镇痛。

操作过程如下。

（1）查看患者资料，了解患者疾病状况。

（2）询问并检查患者病情、意识、合作程度，向患者说明疼痛评估的目的与意义，注意事项，做好心理护理。

（3）患者在活动时出现呻吟、叹息、咬紧牙关、表情扭曲、抓床栏、不断变换体位、摩擦头部，由于经口气管插管，言语口头抱怨未出现（5分）；休息时出现呻吟、皱眉、抓床栏、不断摆手、摩擦头部，语言口头抱怨未出现（5分），总分为10分，告知医生，遵医嘱予以地佐辛注射液肌内注射。

（4）肌内注射地佐辛注射液1h后予以复评，复评结果：患者在活动时出现呻吟、叹息、表情扭曲，未出现支撑、坐立不安及摩擦的表现，由于经口气管插管，言语口头抱怨未出现（2分）；休息时出现呻吟、皱眉，未出现支撑、坐立不安及摩擦、语言口头抱怨的表现（2分），总分为4分。正确记录评估内容。

2. 案例解析

（1）CNPI精准度与观察者的洞察能力有关，观察者必须准确掌握各条目的含义（如支撑、负面的声音表达、可安抚程度等），掌握量表的使用及记录方法。

（2）观察性疼痛评估包括两种状态：休息时及活动时，同时，也包括患者在接受护理操作或医疗操作时和安静无刺激状态时。只有结合这四种情形下的综合评估才算作持续完整的评估。

参考文献

［1］Feldt KS. The checklist of nonverbal pain indicators (CNPI)［J］. Pain Manag Nurs, 2000, 1(1): 13-21.

［2］Nygaard HA, Jarland M. The Checklist of Nonverbal Pain Indicators (CNPI):testing of reliability and validity in Norwegian nursing homes［J］. Age and Ageing, 2006, 35(1): 79-81.

（闵燕）

三、重症监护疼痛观察量表

（一）量表介绍

重症监护疼痛观察量表（critical-care pain observation tool,

CPOT）由法国学者Gelinas等[1]于2006年设计，是一种针对无法交流的重症监护病房患者开发的疼痛评估量表。CPOT包括面部表情、身体活动度、人机协调或发声和肌紧张4个维度，其中"人机协调"和"发声"分别仅用于气管插管患者和非气管插管患者。每个条目根据患者行为的反应强烈程度分别用0～2分表示，总分0～8分，其中0分代表没有疼痛相关行为反应，8分则代表最强的疼痛行为反应。评分 > 2分时，表明存在疼痛，需要进行缓解疼痛的干预措施。量表得分大于2分的敏感度为86%，特异性为78%[2]。具体标准见表2-12。

表2-12　重症监护疼痛观察量表（CPOT）

项目	分值/分		描述
面部表情	放松，平静	0	未见面部肌紧张
	紧张	1	存在皱眉、耸鼻或任何面部变化（如睁眼或疼痛时流泪）
	表情痛苦	2	所有之前的面部变化加上双目紧闭（患者可能口腔张开或者紧咬气管导管）
身体活动度	活动减少或者保持正常体位	0	完全不动或正常体位
	防护状态	1	缓慢小心地移动，轻抚痛处，通过移动身体引起别人注意
	焦躁不安	2	拉扯气管导管，试图坐起，在床上翻来覆去，不配合指示，袭击工作人员，试图翻越床栏
人机（非气管插管者）人机协调（气管插管者）	人机协调	0	通气顺畅，无呼吸机报警
	呛咳但尚可耐管	1	呛咳，呼吸机报警触发、疼痛时自主呼吸暂停
	人机对抗	2	人机不同步、呼吸机频繁报警
发声（非气管插管者）	语调平稳或不出声	0	说话时语调平稳或不出声
	叹息，呻吟	1	叹息、呻吟
	哭喊，抽泣	2	哭喊、抽泣

项目	分值/分		描述
肌紧张*	放松	0	对被动运动无抵抗
	紧张，僵直	1	抵抗被动运动
	非常紧张，僵直	2	对被动运动强烈抵抗，无法完成被动运动
	分值：		目标分值：0~1

注：*当患者处于休息状态时，对其上肢进行被动弯曲和伸展动作，并做出评估；或者被动翻身时，做出评估。

该量表目前已经有法语、英文、西班牙语、意大利语、中文等多种版本[1~6]。

（二）适用人群

适用于不能表达但具有躯体运动功能、行为可以观察的患者[7]。

（三）应用情况

中国大陆李青栋[8]和台湾陈惠君[9]分别翻译了CPOT，均证实用于危重患者疼痛评估具有良好的信度和效度，但两者的研究对象都仅限于气管插管患者。2015年我国学者陈杰[10]将其应用在非气管插管患者中，同样显示良好的信效度。在2013年美国危重病医学会发布的镇静、镇痛和谵妄指南中提出：对于不能自行描述疼痛但运动功能正常且行为可以观察的内科、术后或创伤的成年患者（不包括颅脑外伤），CPOT是用于监测患者疼痛的最为准确、可靠的行为量表工具之一[11]。

（四）案例分析

1.案例介绍

陈某，男，42岁，因急性重症胰腺炎合并急性呼吸窘迫综合征收入ICU。患者使用了镇痛、镇静药物，予以气管插管，使用呼吸机辅助呼吸，患者可耐管，呼吸机偶有报警触发。患者面部表情放松、平静，保持正常体位。当护士给患者翻身时，患者有皱眉、拉扯气管导管、呛咳引起呼吸机频繁报警和不配合翻身等情况。为了准确评估患者是否存在疼痛，护士使用CPOT进行评估。

（1）观察患者休息时：护士观察患者的脸和身体1min，看有无明显的反应。护士根据患者的反应，给出所有条目的相应分数，患者面部表情放松、平静，未见面部肌紧张（得0分）；身体活动保持正常体位（得0分）；患者可耐管，呼吸机偶有报警触发（得1分）；在观察1min的最后，护士一只手放在患者手肘，另一只手握住患者的手掌，评估患者肌紧张情况，运动可以执行，但需要更多的力量，患者显示有抵抗运动（得1分）。患者疼痛评分为2分，无需特殊处理。

（2）观察患者翻身时：护士在给予此患者翻身时，患者有皱眉的反应（得1分）；患者不配合翻身，拉扯气管导管（得2分）；患者呛咳，呼吸机频繁警报（得2分）；患者抵抗翻动，肌肉紧张（得1分）。因此此患者在翻身时的CPOT疼痛评分为6分。当患者的CPOT评分＞2分时，表明患者存在疼痛，需要护士的干预措施（安慰患者，并增加镇痛、镇静药物）。当实施了减轻疼痛的干预措施后，护士需半个小时后复评。

2. 案例解析

（1）患者需在休息1min后进行观察，以获得CPOT基线值。

（2）应该在对患者使用镇痛剂前和镇痛剂达到峰值效应时进行评估，以评价治疗是否有效减轻患者疼痛。CPOT疼痛评分有减少2分或以上，则表明减轻疼痛的干预措施是有效的。

（3）在对患者进行CPOT的评估中肌紧张应被作为最后的评估项目，因为即使患者处于安静休息状态时，触碰刺激（手臂被动屈伸运动）也可以导致某些行为反应。

（4）人机协调或发声项目是指有气管插管的患者使用人机协调项目评分，没有气管插管的患者使用发声项目评分，两者是或者的关系，只需二选一，都属于评估的第三个条目。使用无创呼吸机，属于没有插管的，所以是评估其"发声"条目。

参考文献

［1］Frandsen JB, O'Reilly Poulsen KS, Laerkner E, et al. Validation of the Dutch version of the Critical-Care Pain Observation Tool ［J］. Acta anaesthesiologica Scandinavica, 2016, 60(9): 1314-1322.

［2］Stefani F, Nardon G, Bonato R, et al. The validation of C-POT (Critical-Care Pain Observation Tool) scale: a tool for assessing pain in intensive care patients ［J］. Assist Inferm Ric, 2011, 30(3): 135-143.

［3］Vazquez M, Pardavila MI, Lucia M, et al. Pain assessment in turning procedures for patients with invasive mechanical ventilation ［J］. Nursing in critical care, 2011, 16(4): 178-185.

［4］Gelinas C, Fillion L, Puntillo KA, et al. Validation of the critical-care pain observation tool in adult patients ［J］. American journal of critical care : an official publication, American Association of Critical-Care Nurses, 2006, 15(4): 420-427.

[5] Zwakhalen SM, Hamers JP, Abu-Saad HH, et al. Pain in elderly people with severe dementia: a systematic review of behavioral pain assessment tools ［J］. BMC geriatrics, 2006, 6(1)：3-10.

[6] Gelinas C. Nurses' evaluations of the feasibility and the clinical utility of the Critical-Care Pain Observation Tool ［J］. Pain management nursing, 2010, 11(2): 115-125.

[7] Gelinas C, Ross M, Boitor M, et al. Nurses' evaluations of the CPOT use at 12-month post-implementation in the intensive care unit ［J］. Nursing in critical care, 2014, 19(6): 272-280.

[8] 李青栋，万献尧，谷春梅，等. 中文版ICU患者疼痛观察工具在机械通气患者应用的信度与效度［J］. 中华内科杂志，2012, 51(8): 642-643.

[9] 陈惠君，等. 中文版重症照护疼痛观察工具之效度检定［J］. 护理暨健康照护研究，2010, 7(2): 108-112.

[10] 陈杰，杨晓红，路潜，等. 中文版重症监护疼痛观察工具在非气管插管患者中应用的信效度研究［J］. 中华护理杂志，2015, 50(9): 1132-1136.

[11] Barr J, Fraser GL, Puntillo K, et al. Clinical practice guidelines for the management of pain, agitation, and delirium in adult patients in the intensive care unit ［J］. Critical care medicine, 2013, 41(1): 263-306.

（邓露茜）

四、重度痴呆患者疼痛评估表

（一）量表介绍

重度痴呆患者疼痛评估表（pain assessment in advanced dementia scale，PAINAD）由美国 Warden V 等[1]设计，该量表融合了老年痴呆症不舒适量表（discomfort scale）与评估婴儿疼痛姿势的行为量表（FLACC）[1~3]。整个评估量表包括5项指标：呼吸、负性发声、面部表情、形体语言和可安慰程度，分值从0～10分，表示从无痛到剧痛，分值越大表示疼痛强度越大（详见表2-13）。评估时观察时间约5min，需同时记录患者当时的状态，包括无刺激（如患者独自躺卧在床上）、不高兴（如医护人员正在给患者进行护理或治疗）、欢愉（患者正在看电视、亲人陪伴等）。国内学者彭美慈等[2]对中文版PAINAD进行信度和效度检验，比较患者在无刺激、欢愉、不高兴的情况下的评分，并比较PAINAD与其他疼痛评估工具的相关性，结果显示PAINAD具有良好的可靠性和有效性。

表2-13　重度痴呆患者疼痛评估表（PAINAD）

临床表现	0分	1分	2分	评分/分
呼吸	正常	偶尔呼吸费力/短时间过度换气	呼吸困难兼发出吵闹声响/长时期的过度换气/睡眠呼吸暂停综合征	
负性发声	没有	偶尔呻吟/低沉的声音，带有负面语气	反复性的叫嚷/哭泣	
面部表情	微笑或无表情	难过/恐惧/皱眉头	愁眉苦脸	
形体语言	放松	绷紧/紧张步伐/坐立不安	僵硬/握紧拳头/膝盖提起/拉扯或推开/推撞	
可安慰程度	无需安慰	通过分散注意力或触摸、安慰可安抚	通过分散注意力或触摸、安慰不能安抚	
观察时间约5min				总分：

（二）适用人群

适用于认知能力严重受损且失去表达能力的晚期阿尔茨海默病（老年痴呆症）患者。

（三）应用情况

重度痴呆患者疼痛评估表只需评估呼吸、负性声音表达、面部表情、身体语言、可安慰程度5方面内容，内容浅显易懂，评分方法简单易学，适合临床医护人员使用，有助于医护人员准确评估患者的疼痛程度。2005年，国内学者彭美慈等[2]将量表翻译成中文版，应用中文版重度痴呆患者疼痛评估表（C-PAINAD）对11例严重痴呆患者进行观察评估，结果与国外相似，因子贡献率是51.20%，Cronbach's α系数约0.66。它与不舒服视觉模拟量表中的负面情感项显著相关性较好，但与正面情感项相关性较弱，说明它能够区分不同情绪下的疼痛情况。由于该量表简单、方便、快捷，随后被许多学者应用，均证明其具有良好的信效度，并在国内推广[4,5]。

（四）案例分析

1.案例介绍

于某，男性，85岁，文化程度：高中。因进行性记忆力、认知力下降8年余，加重1年半入院。入院诊断：阿尔茨海默病。因患者定向力（时间、地点、人物）异常，计算力不合作，远、近记忆力无法查，理解力异常。为了评估患者的疼痛程度，护士使用C-PAINAD量表进行评估。

操作过程如下。

（1）查看患者资料，了解患者疾病状况。

（2）询问患者及家属并检查患者病情、意识与合作程度，向患者家属说明疼痛评估的目的、意义和注意事项。

（3）依照评估量表的评估指标依次对患者的呼吸、负性发声、面部表情、形体语言、可安慰程度5方面内容进行评估。该患者呼吸正常（0分），偶尔小声呻吟（1分），呻吟时有皱眉（1分），肢体稍紧张（1分），安抚有效（1分），总分为4分。

（4）正确记录评估内容，患者疼痛评分为4分。考虑患者疼痛可能由于自己不能主动翻身，卧位不适造成，予以更换舒适体位，安慰患者，同时给予肢体按摩。1h后查看患者，患者安静入睡。

2. 案例解析

C-PAINAD量表是一个由护士完成的观察、疼痛评估工具，临床观察及评估需在不打扰患者的情况下在床旁完成。观察患者约5min，同时记录患者当时的状态。疼痛评估后除采取有效的镇痛措施外，药物与非药物相结合的策略可取得良好的缓痛效果，并可针对性地缓解患者的心理压力，转移其注意力；同时注意谈话技巧，运用合适的方式方法取得患者信赖，从而形成信任合作的护患关系[6]。

参考文献

［1］Warden V, Hurley AC, Volicer L. Development and Psychometric Evaluation of the Pain Assessment in Advanced Dementia (PAINAD) Scale［J］. Journal of the American Medical Directors Association, 2003, 4(1): 9-15.

［2］彭美慈，钟佩雯，梁颖琴，等. 中文版晚期老年痴呆症疼痛评估量表的初步评价［J］. 中华护理杂志，2007, 42(8): 677-680.

［3］雷逸华，臧渝梨. 老年痴呆患者疼痛评估工具的研究进展［J］. 中华护理杂志，2008, 43(1): 65-68.

［4］段海鸿，张雪红，刘健. 中文版晚期老年痴呆症疼痛评估量表在老年精
　　神科护理应用中的信效度研究［J］. 护理与康复，2013, 12(5)：407-409.
［5］郑晓真，俞素琴. 认知障碍癌痛患者中疼痛评估方法的应用研究［J］.
　　中国现代医生，2016, 54(32): 133-136
［6］马秀花. 老年痴呆患者的疼痛评估进展［J］. 青海医药杂志，2012,
　　42(6): 41-42.

（郑悦平）

五、Doloplus-2疼痛评估量表

（一）量表介绍

Doloplus量表最初是由法国老年病学专家Bernard Wary在1993年研制，用于评估认知功能受损老年患者的疼痛评估工具[1,2]。该量表是在儿童疼痛评估量表（douleur enfant gustave roussy scale，DEGR）的基础上发展来的，最初由15个条目组成。1994年，法国和瑞士的老年病学专家小组对Doloplus量表进行了修改，形成3大维度共计10个条目的Doloplus-2疼痛评估量表，用于评估痴呆患者的慢性疼痛[3]。3大维度包括躯体反应、精神运动反应、心理社会反应，每个条目评分为0～3分，总分30分，得分越高，说明与疼痛相关的行为存在越多，评分≥5分，说明可能存在疼痛。

2009年，我国学者李荼香等[2]引进该量表，经翻译、回译、文化调试、专家审核和修改，最终确定中文版Doloplus-2疼痛评估量表（表2-14）。量表10个条目总Cronbach's α系数为0.813，与原法文版量表的0.82相一致，说明中文版Doloplus-2量

表具有较好的信度。量表各条目与所属维度之间的 Pearson 相关系数在0.6 ～ 0.9，表明内容效度较好。

表2-14　Doloplus-2疼痛评估量表

躯体反应		分数/分
1.躯体表现	无躯体表现 仅在询问时才有躯体表现 偶尔不随意的躯体表现 连续不随意的躯体表现	0 1 2 3
2.静止时保护性体位	无保护性体位 有时避免某种体位 不断寻求保护性体位，并且有效 不断寻求保护性体位，但无效	0 1 2 3
3.对疼痛部位的保护	无保护性动作 有保护性动作但不干扰检查或护理 有保护性动作并且抗拒检查或护理 静止甚至无接触时，患者就采取保护性动作	0 1 2 3
4.表情	平时的表情 接触时有痛苦表情 未接触就有痛苦表情 持续且异常木然的目光（无声，凝视，毫无表情）	0 1 2 3
5.睡眠	睡眠正常 入睡困难 频繁醒来（烦躁不安） 失眠并影响正常生活	0 1 2 3
精神运动反应		分数/分
6.洗漱/穿衣	日常能力未受影响 日常能力受轻微影响（小心翼翼但能完成） 日常能力受严重影响（费力且不能完成） 拒绝，洗漱/穿衣不能进行	0 1 2 3
7.活动性	平时活动及能力无影响 平时活动减少（避免某些运动，减少步行距离） 平时活动及能力减少（即使有人帮助，也减少了运动） 拒绝活动，劝说无效	0 1 2 3
心理社会反应		分数/分
8.交流	无变化 增加（异常要求他人的关注） 减少（与外界隔绝） 缺乏或拒绝任何形式的交流	0 1 2 3
9.社交生活	正常参加每项活动（吃饭、娱乐、治疗） 仅在要求时才参加活动 有时拒绝参加任何活动 拒绝参加任何活动	0 1 2 3

心理社会反应		分数/分
10.行为问题	行为正常 重复的反应性行为问题 持久的反应性行为问题 持久的行为问题（无任何外界刺激）	0 1 2 3

（二）适用人群

适用于中、重度老年痴呆患者。

（三）应用情况

Doloplus-2疼痛评估量表是国外使用较成熟的适用于痴呆患者的一个疼痛行为评估工具。2008年，国内学者李荼香等[2]用中文版Doloplus-2疼痛评估量表对广州市海珠区4家社区医院及1家老人院的100例中、重度老年痴呆患者进行调查，研究结果表明中文版Doloplus-2疼痛评估量表具有较好的信效度，可以较客观地对老年痴呆患者进行疼痛行为评估，使痴呆患者的疼痛能够得到及时处理。

（四）案例分析

1.案例介绍

赵某，女性，67岁，文化程度：中学。因记忆力下降，精神行为异常8年入院。入院诊断：①阿尔茨海默病；②腔隙性脑梗死。患者神志模糊，不言语，不配合回答问题。四肢肌力5-

级，四肢肌张力增高。冻结步态，碎步行走。患者晚上躁动，睡眠差。为了评估患者的疼痛程度，护士使用中文版Doloplus-2疼痛评估量表进行评估。

操作过程如下。

（1）查看患者资料，了解患者疾病状况。

（2）询问患者及家属并检查患者病情、意识与合作程度，向患者家属说明疼痛评估的目的与意义，注意事项，做好心理护理。

（3）依照评估量表的3个维度共10个条目依次对患者躯体反应、精神运动反应、心理社会反应三个方面内容进行评估。具体评分如表2-15所示。

表2-15　Doloplus-2疼痛评估量表评价结果

躯体反应		分数/分
1.躯体表现	无躯体表现 仅在询问时才有躯体表现 偶尔不随意的躯体表现 连续不随意的躯体表现	0 1 2√ 3
2.静止时保护性体位	无保护性体位 有时避免某种体位 不断寻求保护性体位，并且有效 不断寻求保护性体位，但无效	0 1√ 2 3
3.对疼痛部位的保护	无保护性动作 有保护性动作但不干扰检查或护理 有保护性动作并且抗拒检查或护理 静止甚至无接触时，患者就采取保护性动作	0 1 2√ 3
4.表情	平时的表情 接触时有痛苦表情 未接触就有痛苦表情 持续且异常木然的目光（无声，凝视，毫无表情）	0 1 2 3√
5.睡眠	睡眠正常 入睡困难 频繁醒来（烦躁不安） 失眠并影响正常生活	0 1 2√ 3

精神运动反应		分数/分
6.洗漱/穿衣	日常能力未受影响 日常能力受轻微影响（小心翼翼但能完成） 日常能力受严重影响（费力且不能完成） 拒绝，洗漱/穿衣不能进行	0 1 2√ 3
7.活动性	平时活动及能力无影响 平时活动减少（避免某些运动，减少步行距离） 平时活动及能力减少（即使有人帮助，也减少了运动） 拒绝活动，劝说无效	0 1 2√ 3

心理社会反应		分数/分
8.交流	无变化 增加（异常要求他人的关注） 减少（与外界隔绝） 缺乏或拒绝任何形式的交流	0 1 2√ 3
9.社交生活	正常参加每项活动（吃饭、娱乐、治疗） 仅在要求时才参加活动 有时拒绝参加任何活动 拒绝参加任何活动	0 1 2 3√
10.行为问题	行为正常 重复的反应性行为问题 持久的反应性行为问题 持久的行为问题（无任何外界刺激）	0 1√ 2 3

评分结果：20分。

（4）将评估结果报告医生，医生根据患者病情予以喹硫平200mg口服。护士每2h督促并协助患者翻身，使患者卧于舒适体位，入睡后不打扰患者；大小便后及时清洁局部；用轻柔的语言安抚患者。患者晚上未出现躁动行为，安静入睡，24h后评估患者Doloplus-2得分16分。

2. 案例解析

Doloplus-2量表的评定者要求对患者的基础行为非常熟悉，通过观察患者24h内行为的改变来进行评分，因此可以由熟悉患者情况的护士完成或由多个看护人员如医生、护士、助理护士或家属等共同评分[2]。通过比较同一患者不同时间的疼痛评分才有临床指导价值。

参考文献

［1］Lefebvre-Chapiro S, the Doloplus Group. The Doloplus-2 Scale Evaluating Pain in the Elderly ［J］.European Journal of Palliative Care, 2001, 8(5): 191-194.

［2］李茶香，刘雪琴. 中文版Doloplus-2量表用于老年痴呆患者疼痛评估的测试研究［J］.护理学报，2009, 16(2A): 11-14.

［3］Rostad HM，Utne I，Grov EK，et al. Measurement properties, feasibility and clinical utility of the Doloplus-2 pain scale in older adults with cognitive impairment: a systematic review ［J］. BMC Geriatrics, 2017, 17(1):257.

（郑悦平）

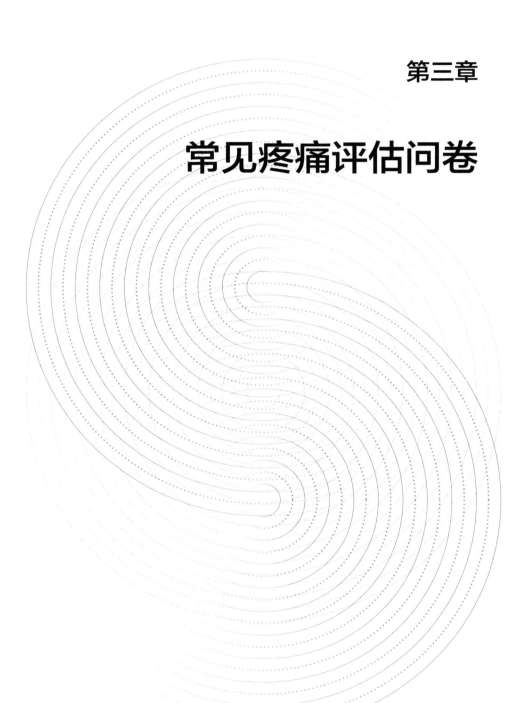

第三章

常见疼痛评估问卷

1979年，国际疼痛研究会（IASP）定义了疼痛，随着人们对疼痛的逐渐重视，对其研究的更加深入，越来越多的学者提倡从"生物—心理—社会"医学模式角度考虑疼痛。疼痛评估单纯注重强度是远远不够的，疼痛评估工具应该能够尽可能多地向医护人员提供患者相关疼痛状态的信息，以便更加有效地缓解患者疼痛，促进患者舒适度成为医护人员更加关心的问题。本章节主要介绍常见的疼痛评估问卷，它们从疼痛强度、部位到疼痛对患者情感、功能、生活影响及患者对镇痛满意度等方面进行了评价，为医护人员更加全面地了解患者疼痛状态提供了依据。

一、McGill疼痛问卷

（一）问卷介绍

McGill疼痛问卷（McGill pain questionnaire，MPQ）是1975年加拿大著名心理学家Melzack教授[1]设计的全面评估疼痛的多维度测量工具，不仅评估疼痛的部位、强度、时间特性，还评估疼痛对其情感和感觉方面的影响。除了疼痛描述语外，还包括评估疼痛空间分布的身体线图以及现时疼痛强度（present pain intensity，PPI）的测量[2]（表3-1）。Melzack[1]同时报告了疼痛评级指数（pain rating index，PRI），选择词的总数（the number of words chosen，NWC）和现时疼痛强度，它们之间的相关系数为0.89～0.90，表明该调查表的内部一致性很高，并且重复测量的可靠性为70.3%。

从MPQ可以得到三个重要的指数。

1. 疼痛评级指数

它包括一整套共78个词语，分成4类20组疼痛描述词语，每组由2~6个词语组成，每组词按疼痛程度递增的顺序排列。这些词汇描述了时间、空间、压力等角度的疼痛性质，同时还体现了紧张、恐惧、自主性等情感特征[3]。在这20组疼痛描述词语中，1~10组为感觉类（sensory），11~15组为情感类（affective），第16组为评价类（evaluation），17~20组为其他相关类（miscellaneous）[4]。被测者在每一组词中选一个与自己痛觉程度相同的词（没有合适的可以不选），根据被测者所选出的词在组中的位置，可以得出一个数值，所有这些选出词的数值之和即PRI[4]。PRI的分值从0~78，78代表疼痛的最高强度，分值越高，疼痛越严重。PRI可以求四类的总数，也可以分类计算。

2. 选择词的总数

即在20个组中，选择描述词语的总数量，分值范围从0~20，反映一种疼痛的复杂性[5]。

3. 现时疼痛强度

采用6点分法评定当时患者的疼痛强度。即0~5的疼痛强度：①无痛（0分）；②轻微的疼痛（1分）；③引起不适感的疼痛（2分）；④具有窘迫感的疼痛（3分）；⑤严重的疼痛（4分）；⑥不可忍受的疼痛（5分）。

表3-1　McGill疼痛问卷[6]

患者姓名_____ 日期_____ 时间_____ 上午_____ /下午_____

PRI：S_____ A_____ E_____ M_____ PRI（T）_____ PPI_____

（1～10）　（11～15）　（16）　（17～20）　（1～20）

1	时发时缓	1	11	疲惫	1	
	时剧时轻	2		衰竭	2	
	搏动性痛	3	12	令人作呕的	1	
	跳痛	4		窒息感	2	
	鞭打痛	5	13	可怕的	1	
	重击痛	6		惊恐的	2	
2	一跳而过	1		恐怖的	3	
	闪发性痛	2	14	惩罚的	1	
	弹射性痛	3		折磨人的	2	
3	针刺痛	1		残酷的	3	
	钻痛	2		狠毒的	4	
	锥刺痛	3		置人死地的	5	
	戳痛	4	15	颓丧的	1	
	撕裂痛	5		不知所措的	2	
4	锐利痛	1	16	烦恼的	1	
	切割痛	2		恼人的	2	
	撕裂痛	3		悲伤的	3	
5	拧捏痛	1		严重的	4	
	掀压痛	2		难忍的	5	
	咬样痛	3	17	扩散的	1	
	夹痛	4		放射的	2	
	压榨痛	5		穿透的	3	
6	牵引痛	1		刺骨的	4	
	拉扯痛	2	18	紧束的	1	
	扭痛	3		麻木的	2	

3	2	1
短暂 片刻 瞬间	节律性 周期性 间隙性	持续性 稳定性 经常性

E=外部

I=内部

评述

患者姓名_____ 日期_____ 时间_____ 上午_____ /下午_____

PRI：S_____A_____ E_____M_____ PRI（T）_____PPI_____
　　（1~10）　（11~15）　（16）　（17~20）　（1~20）

7	热辣痛	1	18	抽吸的	3		
	烧痛	2		挤压的	4		
	灼烫痛	3		切割的	5		
	烧烙痛	4		发凉	1		
8	麻痛	1	19	发冷	2		
	痒痛	2		僵冷	3		
	针刺痛	3		使人不宁	1		
	蜇痛	4		令人厌恶	2		
9	钝痛	1	20	极度痛苦	3		
	疮疡痛	2		骇人的	4		
	伤痛	3		受刑似的	5		
	酸痛	4		0 无痛			
	猛烈痛	5		1 轻微			
10	触痛	1	PPI	2 不适			
	绷紧痛	2		3 痛苦			
	擦痛	3		4 可怕			
	割裂痛	4		5 极度			

3	2	1
短暂 片刻 瞬间	节律性 周期性 间隙性	持续性 稳定性 经常性

E=外部
I=内部

评述

（二）适用人群

MPQ问卷适于所有疼痛患者，能全面获得患者的疼痛信息，能测定疼痛的不同因素，一般用于癌症患者慢性疼痛的评估中[2]，更有助于判断患者是否合并神经病理性疼痛[7]。但是量表中文字比较抽象，理解相对复杂，需要患者具备一定的文化水平。

（三）应用情况

自1975年MPQ设计出来后，已被应用于众多的急、慢性疼痛实验研究之中，还被翻译为法、德等多种语言，结果证实其方法具有实用性[1,8]、可靠性、一致性和有效性，且适用证广泛。MPQ的主要优点是它能够测量疼痛的多维度，具有对定量和定性数据进行研究的能力[9]。由于它从不同的角度进行疼痛评估，所以在疼痛的鉴别诊断中也起着一定的作用，已成为广泛使用的临床工具和研究工具[10,11]。但该问卷内容多、相对复杂，而且每一项都只有一个关键词，有些描述词比较抽象或词义近似，需要相关人员配合患者完成。同时患者在完成问题时需要耗费大量的精力和注意力，使得测验时间较长，增加了医护及患者的应用难度，因此临床应用有较大局限性。

（四）案例分析

1. 案例介绍

万某，女，37岁，文化程度：本科，沟通能力良好。因腰椎间盘突出症2年致左侧腰部急性疼痛，伴活动障碍3天入院。入院诊断：腰椎间盘突出症。为了了解患者疼痛性质与程度，护士使用MPQ疼痛问卷进行评估，如表3-2。

MPQ疼痛问卷在使用过程中分为四个部分[10]。

（1）询问患者疼痛部位：请患者对照人体图片指出疼痛部位，并说出疼痛是外部疼痛（E）还是内部疼痛（I）或者两者皆有，并在表单上注明。例如："请问您疼痛的部位在哪里？请在下面的图画上标出你感到疼痛的地方。并告诉我这个部位的疼痛是外部疼痛（E）还是内部疼痛（I）或者两者皆有？"

（2）询问患者对疼痛的具体感受。护士向患者逐一询问20组78个疼痛描述词与其疼痛感受是否对应，并从中选择一个与自己痛觉程度及感受相同的词（没有合适的可以不选，该项目为0分）。例如："请问您的疼痛是什么感觉或体验？下面的一些词描述了您现在的疼痛。请在每个组里选出一个最能描述您疼痛的词汇。如果没有合适的词汇也可以不选。"

（3）询问患者疼痛变化与时间的关系。护士向患者询问疼痛时的时间状态，并从3组9个描述词（3分：短暂、片刻、瞬间。2分：节律性、周期性、间歇性。1分：持续性、稳定性、经常性）中选择一个描绘词。例如："您的疼痛是如何随着时间而改变的？以下三组9个词汇中，您会用哪一个词或哪一组词来描述您的疼痛？"

（4）询问患者疼痛强烈程度。护士对照现时疼痛强度（PPI）询问患者疼痛程度并作出相应的选择。例如："您的疼痛有多严重？哪个词描述了您现在的疼痛程度？"

表3-2 患者McGill疼痛问卷评估结果

患者姓名 万某　　　日期 2017年×年×月　　　时间 14:00　　　上午／下午 √

PRI：S 8分　A 5分　E 3分　　M 6分　　PRI（T）22分　PPI 2分
（1～10）　（11～15）　（16）　（17～20）　（1～20）

1	时发时缓	1√	11	疲惫	1√		
	时剧时轻	2		衰竭	2		
	搏动性痛	3	12	令人作呕的	1		
	跳痛	4		窒息感	2		
	鞭打痛	5	13	可怕的	1		
	重击痛	6		惊恐的	2		
2	一跳而过	1		恐怖的	3		
	闪发性痛	2	14	惩罚的	1		
	弹射性痛	3		折磨人的	2√		
3	针刺痛	1		残酷的	3		
	钻痛	2		狠毒的	4		
	锥刺痛	3		置人死地的	5		
	戳痛	4	15	颓丧的	1		
	撕裂痛	5		不知所措的	2√		
4	锐利痛	1	16	烦恼的	1		
	切割痛	2		恼人的	2		
	撕裂痛	3		悲伤的	3√		
5	拧捏痛	1		严重的	4		
	掀压痛	2		难忍的	5		
	咬样痛	3	17	扩散	1		
	夹痛	4		放射的	2√		
	压榨痛	5		穿透的	3		

3	2	1
短暂片刻瞬间	节律性周期性间隙性	持续性√稳定性经常性

E=外部
I=内部√

评述

患者姓名 **万某**　　日期 **2017年×年×月**　　时间 **14:00**　　上午/下午 **√**

PRI: S **8分**　A **5分**　E **3分**　M **6分**　PRI（T）**22分**　PPI　**2分**
（1~10）　（11~15）　（16）　（17~20）　（1~20）

6	牵引痛	1	17	刺骨的	4
	拉扯痛	2		紧束的	1
	扭痛	3√		麻木的	2√
7	热辣痛	1	18	抽吸的	3
	烧痛	2		挤压的	4
	灼烫痛	3		切割的	5
	烧烙痛	4		发凉	1√
8	麻痛	1√	19	发冷	2
	痒痛	2		僵冷	3
	针刺痛	3		使人不宁	1√
	蜇痛	4		令人厌恶	2
9	钝痛	1√	20	极度痛苦	3
	疮疡痛	2		骇人的	4
	伤痛	3		受刑似的	5
	酸痛	4		0 无痛	
	猛烈痛	5		1 轻微	
10	触痛	1	PPI	2 不适	√
	绷紧痛	2√		3 痛苦	
	擦痛	3		4 可怕	
	割裂痛	4		5 极度	

3	2	1
短暂 片刻 瞬间	节律性 周期性 间隙性	持续性√ 稳定性 经常性

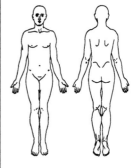

E=外部
I=内部 √

评述

　　按以上步骤使用MPQ对该患者评分后，该患者疼痛评估情况如下：万女士疼痛部位为左侧腰部，呈持续性、内部的疼痛。其疼痛评级指数（PRI）总分为22分，其中感觉类8分，情感类5分，评价类3分，其他相关类6分。选择词的总数（NWC）为13分。现时疼痛强度（PPI）为2分。

2. 案例解析

MPQ疼痛问卷的描绘词众多，比较抽象与复杂，一般患者在使用该问卷时需要5 ～ 15min。这使得MPQ疼痛问卷的精准度与护士的表达沟通能力以及患者的自身理解能力直接相关。因此，在使用时要对患者的病情、意识、文化程度、理解能力、配合程度等做好相关评估，以确保患者能理解与配合护士使用该问卷进行询问。

参考文献

［1］Melzack R. The McGill Pain Questionnaire: major properties and scoring methods［J］. Pain, 1975, 1(3): 277-299.

［2］芦婳，程云. 癌性疼痛评估的研究进展［J］. 上海医药，2013, 34(4): 8-12.

［3］谢敬聃. 疼痛患者心理障碍评估的项目反应理论分析与应用［D］. 西安：第四军医大学，2012.

［4］赵英. 疼痛的测量和评估方法［J］. 中国临床康复，2002, 6(16): 2347-2349, 2352.

［5］黄轶忠，武百山，何明伟，等. McGill疼痛问卷在三叉神经痛诊断和治疗中的应用［J］. 中国康复医学杂志，2010, 25(3): 223-227.

［6］Melzack R. The McGill Pain Questionnaire. Anesthesiology, 2005, 3: 199.

［7］李小梅，李虹义，肖文华，等. 癌症患者疼痛量表的应用［J］. 中国肿瘤临床，2013, 40(24): 1482-1486.

［8］KATZ J. Psychophysical correlates of phantom limb experience［J］. Journal of Neurology, Neurosurgery and Psychiatry, 1971, 55: 811-821.

［9］Kahl C, Cleland JA. Visual Analogue Scale, Numeric Pain Rating Scale And The McGill Pain Questionnaire: An Overview Of Psychometric Properties［J］. Physical Therapy Reviews, 2005, 10(2): 123-128.

［10］Melzack R , Terrence C , Fromm G , et al. Trigeminal neuralgia and atypical facial pain: Use of the McGill pain questionnaire for discrimination and diagnosis［J］. Pain, 1986, 27(3):297-302.

疼痛评估实用手册

110

[11] Turk DC, Rudy TE, Salovey P. The McGill pain questionnaire reconsidered: Confirming the factor structure and examining appropriate uses [J]. Pain, 1985, 21(4):385-397.

（万昌丽）

二、简化的McGill疼痛问卷

（一）问卷介绍

简化的McGill疼痛问卷（short-form of McGill pain questionnaire，SF-MPQ）是Melzack教授[1]于1987年在MPQ基础上进行简化设计的，由11个感觉类和4个情感类对疼痛的描述词以及PPI和VAS组成（表3-1）。具有评分简单易行、客观，能将定性与定量的指标全面结合，实用性大大提高。该问卷具有良好的信效度，总PRI的Cronbach's α系数为0.664，PRI、VSA和PPI三者间的相关系数为0.398～0.538，提示三种测量具有特异性和独立性，也反映了SF-MPQ的综合性[2]。PRI的效应尺度为1.19～1.60，VSA的效应尺度为2.78～3.25，PPI为1.96～2.79，均大于0.8，故认为该量表能够较为敏感地反映患者疼痛的缓解情况，具有较好的敏感度[2]。

该问卷的项目通常包含四个部分[3]。

（1）疼痛评级指数（PRI）：依据患者在表中选出词的位置可以得出一个对应的数字，选出词的数值之和即为疼痛评估指数，通常包含11个感觉类和4个情感类的词义描述，每个项目均用0～3分四级表示，分别对应"无""轻""中""重"四个不同程度。

（2）选出词的数目值（NWC）：累计所选词数目，感觉类与情感类总和共15个。

（3）视觉模拟评分（VAS）：为一条10cm长的直线，两端分别代表无痛（0分）和剧痛（10分），患者自行在该线段上标记出代表疼痛程度的位置，测量该位置的长度并代表该项的得分。VAS可精确测量至1mm，即可把疼痛分为100个等级，具有足够的灵敏度，且让患者自行划线又避免了暗示。

（4）现时疼痛强度（PPI）：是一种评测患者当时疼痛强度的工具，一般使用0～5分表示疼痛强度[2]：①无痛（0分）；②轻度痛（1分）；③中度痛（2分）；④重度痛（3分）；⑤剧烈疼痛（4分）；⑥难以忍受的痛（5分）。

SF-MPQ是一种多维的评估方法，它从不同的角度进行疼痛评估。PRI、VAS和PPI各具侧重面，同时使用能够较为正确的评估疼痛，因此三者间具有一定的相关性，但又不完全相关[2]。

表3-3　简化的McGill疼痛问卷（SF-MPQ）

患者姓名＿＿＿＿　日期＿＿＿＿　时间　＿＿＿上午＿＿＿/下午＿＿＿

1.疼痛评级指数（PRI）				
疼痛性质	疼痛程度			
A.感觉项	无	轻	中	重
（1）跳痛	0	1	2	3
（2）刺痛	0	1	2	3
（3）刀割痛	0	1	2	3
（4）锐痛	0	1	2	3
（5）痉挛牵扯痛	0	1	2	3
（6）绞痛	0	1	2	3
（7）热灼痛	0	1	2	3
（8）持续固定痛	0	1	2	3
（9）胀痛	0	1	2	3

疼痛性质	疼痛程度			
（10）触痛	0	1	2	3
（11）撕裂痛	0	1	2	3
B.情感项	无	轻	中	重
（12）软弱无力	0	1	2	3
（13）厌烦（不适感）	0	1	2	3
（14）害怕（恐惧感）	0	1	2	3
（15）受罪、折磨人的（惩罚感）	0	1	2	3

感觉项总分：_____ 情感项总分：_____ PRI：_____

2.视觉模拟评分（visual analogus scale,VAS）VAS_____

无痛(0mm)　　　　　　　　　　　　　　　　　　　　　　　　剧痛(100mm)

3.现时疼痛强度（present pain intensity，PPI）　　　　PPI总分_____

0—无痛　　　　　　　　　　1—轻度痛（偶尔因疼痛引起烦恼）
2—中度痛（常引起烦恼，但克制可以忍受）
3—重度痛（克制只能忍受部分疼痛）
4—剧烈痛（疼痛较重，常引起呻吟）　 5—难以忍受的痛（呻吟不止，以致想自杀）

评第1项（PRI）时，向患者逐步提问，根据患者回答的疼痛程度在相应级别做记号。评第2项（VAS）时，图中线段长10cm，并按毫米定出刻度，让患者用笔根据自己疼痛感受在线段上标明相应的点。评第3项（PPI）时根据患者主观感受在相应分值上做记号。最后对PRI、VAS、PPI进行总评，分数越高疼痛越重。总分：PRI+VAS+PPI

（二）适用人群

简化的McGill疼痛问卷（SF-MPQ）适用于检测时间有限同时又要获得其他疼痛强度信息，如VAS评分结果时。在国外广泛应用于慢性疼痛及术后疼痛的评估[3]。国内有学者[4]将其用在急性疼痛如关节扭伤、软组织挫伤、拉伤、擦伤、落枕、静脉炎等所致的疼痛；慢性疼痛如腰椎间盘突出症、腰椎退变、腰肌劳损、颈椎病、肩周炎所引起的疼痛以及术后疼痛评估等。

（三）应用情况

同典型的MPQ一样，SF-MPQ也同样是一种敏感、可靠的疼痛评价方法，其评价结果与MPQ具有很高的相关性。该量表对疼痛治疗效果检测较为灵敏，并且在不同慢性疼痛的人群区分辨别能力和MPQ完全一致[5]。SF-MPQ克服了MPQ的主要局限性，并具备良好的信度和效度，提高了临床应用的普适性，是近年癌痛临床研究中常用的评估工具[6]。尽管SF-MPQ易于完成并能满足医生对多数疼痛患者的评估需求，但其对复杂性疼痛尤其是神经病理性疼痛的诊断帮助不多，而且SF-MPQ问卷虽然可以反映每位患者疼痛的独特性质，但其总分对于疼痛程度的反映不理想[5]。究其原因可能是因为不同性质的疼痛各自反映的内容差异较大，单独一种性质的疼痛严重程度可能要比几种性质的疼痛合并出现还要重，所以进行简单的相加反而会产生和实际不符的结果。因此，在对患者总体疼痛程度进行评估时，应首先考虑VAS。如果关注疼痛性质的话则可应用SF-MPQ进行检测，但不建议对该量表计算总分评定疼痛程度。

（四）案例分析

1. 案例介绍

李某，男，45岁，文化程度：大专，沟通能力良好。因外伤致右胫腓骨骨折，行切开复位内固定术后第一天。为了了解患者术后切口疼痛性质与程度，护士使用SF-MPQ疼痛问卷进行评估，如表3-4。

SF-MPQ疼痛问卷在使用过程中分为三个部分。

（1）询问患者对疼痛的具体感受，包括疼痛性质和程度。护士向患者逐一询问感觉项11个疼痛描述词和情感项4个描述词，并从中选择一个与自己疼痛感觉程度及感受相同的词（没有合适的可以不选，该项目为0分）。将感觉项和情感项得分相加，得出PRI总分。例如："请问您现在疼痛的感觉或感受是什么？这有一些描述词汇，请根据词汇描述以及您的感受程度打分。0分为'无'、1分为'轻度'、2分为'中度'、3分为'重度'。"

（2）在表格中视觉模拟评分栏里的10cm长直线上（VAS精确至1mm，即可把疼痛分为100个等级），护士指导患者自行标记出代表疼痛程度的位置，该位置的长度代表该项的得分。例如："在这条10cm长的直线，最左端代表无痛（0分）、最右端代表剧痛（10分）。请您在这条直线上，根据您的疼痛强度标记出代表您疼痛程度的位置。"

（3）询问患者疼痛强烈程度。护士对照现时疼痛强度（PPI）询问患者疼痛程度并做出相应的选择。"例如：请问您现在的疼痛有多严重？哪个词描述了你现在的疼痛程度？"

表3-4　简化的McGill疼痛问卷（SF-MPQ）

患者姓名 李×× 　　日期 2018年×月×日 　　时间 09:00 　　上午√/下午

1.疼痛评级指数（PRI）				
疼痛性质	**疼痛程度**			
A. 感觉项	无	轻	中	重
（1）跳痛	0痛	1	2	3
（2）刺痛	0痛	1	2	3
（3）刀割痛	0	1	2	3割
（4）锐痛	0	1	2痛	3
（5）痉挛牵扯痛	0挛	1	2	3
（6）绞痛	0痛	1	2	3

疼痛性质	疼痛程度			
（7）热灼痛	0	1灼	2	3
（8）持续固定痛	0	1	2定	3
（9）胀痛	0	1	2	3痛
（10）触痛	0	1	2痛	3
（11）撕裂痛	0	1裂	2	3
B. 情感项	无	轻	中	重
（12）软弱无力	0	1	2弱	3
（13）厌烦（不适感）	0	1√	2	3
（14）害怕（恐惧感）	0	1怕	2	3
（15）受罪、折磨人的（惩罚感）	0	1	2罪	3

感觉项总分：___14___ 　情感项总分：___6___ 　PRI：___20___

2. 视觉模拟评分（visual analogus scale, VAS）VAS___8___

```
0    1    2    3    4    5    6    7    8    9   10
|||||||||||||||||||||||||||||||||||||||||||||||||||
无痛(0mm)                              剧痛(100mm)
```

3. 现时疼痛强度（present pain intensity, PPI）　　　PPI总分___3___

0—无痛　　　　　　　　　1—轻度痛（偶尔因疼痛引起烦恼）

2—中度痛（常引起烦恼，但克制可以忍受）　3—重度痛（克制只能忍受部分疼痛）

4—剧烈痛（疼痛较重，常引起呻吟）　5—难以忍受的痛（呻吟不止，以致想自杀）

评第1项（PRI）时，向患者逐步提问，根据患者回答的疼痛程度在相应级别做记号。评第2项（VAS）时，图中线段长10cm，并按毫米定出刻度，让患者用笔根据自己疼痛感受在线段上标明相应的点。评第3项（PPI）时根据患者主观感受在相应分值上做记号。最后对PRI、VAS、PPI进行总评，分数越高疼痛越重。总分：PRI+VAS+PPI=20+8+3=31

　　按以上步骤使用SF-MPQ对该患者评分后，该患者疼痛评估情况如下：李先生为右胫腓骨骨折切开复位内固定术后第一天，其术后伤口疼痛评级指数（PRI）总分为20分，其中感觉项14分，情感项6分。视觉模拟评分为8分。现时疼痛强度（PPI）为3分。PRI+VAS+PPI=20+8+3=31。分数越高疼痛越重，遵医嘱予以地佐辛5mg+NS 100ml静脉滴注，半小时后复评。

2.案例解析

SF-MPQ对疼痛评估具有多维度、科学性、可靠性、客观性的特点,同时还具有简便、易操作的优点。患者可在4min左右时间完成疼痛问卷,能够准确、全面、高效地完成对患者疼痛的评估,定性与定量相结合更能及时掌握患者疼痛的最新动态。

参考文献

[1] Melzack R. The short-form McGill Pain Questionnaire [J]. Pain, 1987, 30(2): 191-197.

[2] 彭琳, 张菊英. 简化McGill疼痛问卷中文版在腰椎间盘突出所致坐骨神经痛患者中的适用性 [J]. 中国康复医学杂志, 2013, 28(11): 1035-1040.

[3] 胡海游. 简化版的McGill疼痛问卷表(SF-MPQ)在术后静脉自控镇痛的应用 [D]. 湖南: 中南大学, 2014.

[4] 罗跃嘉. 简化McGill疼痛评分表的临床应用评价 [J]. 中国康复, 1992, 7(4): 160-164.

[5] 谢敬聃. 疼痛患者心理障碍评估的项目反应理论分析与应用 [D]. 西安: 第四军医大学, 2012.

[6] 李小梅, 李虹义, 肖文华, 等. 癌症患者疼痛量表的应用 [J]. 中国肿瘤临床, 2013, 40(24): 1482-1486.

(万昌丽)

三、休斯顿疼痛情况调查表

(一)量表介绍

2001年, McNeill为探索不同文化背景患者的疼痛经历,以美国疼痛协会的患者结果问卷(patient outcome questionnaire, POQ)为原型，经过严格心理学测量发展形成休斯顿疼痛情况调查表（Houston pain outcome instrument，HPOI）[1~3]，并使用该量表对术后患者疼痛控制满意度及疼痛控制状况进行评价。该问卷中的部分条目来自原美国疼痛协会的患者结果问卷，部分是通过对术后患者的访谈得来的资料。2004年，我国学者沈曲等[4]引进该量表，经翻译、回译、文化调适、专家审核和修改，最终确定中文版HPOI（表3-5）。

中文版HPOI包括手术背景、疼痛期望、疼痛经历、疼痛对情绪的影响、疼痛对身体或日常生活的影响、疼痛控制满意程度、对控制疼痛的教育的满意程度和总体满意度七个方面，包括14个问题，共计34个条目。该量表具有良好的信效度[5]，其中平均内容效度比为0.976，整个量表Cronbach's α系数为0.770，各分量表的Cronbach's α系数为0.808 ～ 0.890。

表3-5　休斯顿疼痛情况调查表（HPOI）

Ⅰ. 手术背景

1. 首先，我们想了解手术后您是否感觉到了疼痛？
a. □是　　　b. □否
［如果第1条回答"否"谢谢您的参与，请停止回答本调查表。］
2. 手术通常要进行提前计划，但在情况紧急时，会立即进行手术。您的手术情况是：（选择一个答案）
a. □提前计划?（择期手术）
b. □紧急情况下?（急诊手术）

Ⅱ. 您对疼痛的期望值

3. 您希望手术后的疼痛程度（强度）为?
□0 □1 □2 □3 □4 □5 □6 □7 □8 □9 □10
0=没有疼痛　　　　　　　　　　　　　　10=剧烈疼痛
4. 当经历疼痛时，您希望疼痛减轻到何种程度？
□0 □1 □2 □3 □4 □5 □6 □7 □8 □9 □10
0=没有缓解　　　　　　　　　　　　　　10=完全缓解
5. 在您住院期间，医生或护士有没有告诉您"提供良好控制疼痛的方法是医院应该优先考虑的问题"？
□是　　　　　□否　　　　　□想不起来
6. 在您住院期间，医生或护士有没有告诉您"当您疼痛时，您或您的家人应该告知医护人员"？
□是　　　　　□否　　　　　□想不起来

Ⅲ. 您的疼痛经历

我们想了解您在过去的24h内感受到的疼痛强烈程度。如果在过去的24h内您没有感到疼痛请跳至第11题继续回答。

0=没有疼痛　　　　　　　　10=剧烈疼痛

7. 您目前所感受到的疼痛程度是什么？

□0 □1 □2 □3 □4 □5 □6 □7 □8 □9 □10

8. 过去的24h内您感受到的<u>最强烈</u>的疼痛是什么？

□0 □1 □2 □3 □4 □5 □6 □7 □8 □9 □10

9. 过去的24h内您感受到的疼痛的<u>一般</u>程度是什么？

□0 □1 □2 □3 □4 □5 □6 □7 □8 □9 □10

Ⅳ. 疼痛对情绪的影响

由于人们对疼痛的感受各不相同，我们非常想了解疼痛对您情绪的影响程度。请选择下列最符合您对疼痛感受程度的描述。

0=完全不同意　　　　　　　　10=完全同意

10. 当我疼痛时，我感到

a. 无助

□0 □1 □2 □3 □4 □5 □6 □7 □8 □9 □10

b. 不受控制

□0 □1 □2 □3 □4 □5 □6 □7 □8 □9 □10

c. 苦恼

□0 □1 □2 □3 □4 □5 □6 □7 □8 □9 □10

d. 受挫

□0 □1 □2 □3 □4 □5 □6 □7 □8 □9 □10

e. 害怕或紧张

□0 □1 □2 □3 □4 □5 □6 □7 □8 □9 □10

f. 不得不依靠别人

□0 □1 □2 □3 □4 □5 □6 □7 □8 □9 □10

g. 不想做任何事情

□0 □1 □2 □3 □4 □5 □6 □7 □8 □9 □10

h. 担心疼痛意味着什么

□0 □1 □2 □3 □4 □5 □6 □7 □8 □9 □10

Ⅴ. 疼痛对身体或日常生活的影响

下列是关于疼痛对您身体或日常生活影响程度的问题。请选择下列最符合您的疼痛情况的描述。

0=完全不同意　　　　　　　　10=完全同意

11. 当我疼痛时，我感到

a. 不能移动

□0 □1 □2 □3 □4 □5 □6 □7 □8 □9 □10

b. 不能进食

□0 □1 □2 □3 □4 □5 □6 □7 □8 □9 □10

c. 不能照顾自己

□0 □1 □2 □3 □4 □5 □6 □7 □8 □9 □10

d. 不能睡觉

□0 □1 □2 □3 □4 □5 □6 □7 □8 □9 □10

Ⅵ. 对控制或减轻疼痛方法的满意度

12. 我们非常想了解您住院期所接受的治疗疼痛的方法比您所期望的是好还是坏。请选择下列最符合您的满意度的描述。

0=一点都不满意　　　　　　　　　　10=非常满意

a. 疼痛的减轻

□0　□1　□2　□3　□4　□5　□6　□7　□8　□9　□10

b. 护士对疼痛的护理

□0　□1　□2　□3　□4　□5　□6　□7　□8　□9　□10

c. 作为一位疼痛患者所受到的关注程度

□0　□1　□2　□3　□4　□5　□6　□7　□8　□9　□10

d. 医生对疼痛的处理

□0　□1　□2　□3　□4　□5　□6　□7　□8　□9　□10

e. 当您要求镇痛药或需要帮助时，护士反应的快慢程度

□0　□1　□2　□3　□4　□5　□6　□7　□8　□9　□10

f. 为了帮助您控制疼痛，您的家人或朋友受到何种程度的鼓励

□0　□1　□2　□3　□4　□5　□6　□7　□8　□9　□10

g. 对疼痛所受到的所有照料

□0　□1　□2　□3　□4　□5　□6　□7　□8　□9　□10

Ⅶ. 对控制疼痛的教育的满意度

13. 我们非常想了解您对所接受的控制疼痛的教育的满意程度，请选择下列最符合您的满意度的描述：

0=一点都不满意　　　　　　　　　　10=非常满意

a. 用镇痛药控制疼痛的教育

□0　□1　□2　□3　□4　□5　□6　□7　□8　□9　□10

b. 使用非药物镇痛疗法的教育，例如热垫、按压、按摩或放松的方法

□0　□1　□2　□3　□4　□5　□6　□7　□8　□9　□10

c. 镇痛药可能引起的副作用的教育

□0　□1　□2　□3　□4　□5　□6　□7　□8　□9　□10

d. 将疼痛程度、部位的变化或疼痛持续存在而没有缓解的情况告知护士的重要性的教育

□0　□1　□2　□3　□4　□5　□6　□7　□8　□9　□10

e. 您以及您的家人或朋友所受到的关于疼痛以及如何减轻或控制疼痛的全部教育

□0　□1　□2　□3　□4　□5　□6　□7　□8　□9　□10

14. 我们非常想了解您住院期对所接受的控制疼痛的整体满意程度，请选择下列最符合您的满意度的描述：

0=一点都不满意　　　　　　　　　　10=非常满意

□0　□1　□2　□3　□4　□5　□6　□7　□8　□9　□10

（二）适用人群

适用于所有手术后患者。

（三）应用情况

2001年，McNeill制定出HPOI，随后研究者应用该量表在美国、波多黎各和墨西哥三个国家进行多中心的研究[3]。2005年，国内学者沈曲等[5]率先运用中文版HPOI，对北京地区5家综合性三级甲等医院的304例患者术后疼痛控制总满意度进行调查。随后许多国内学者使用该量表对术后患者疼痛控制满意度及疼痛控制状况进行评价[6～10]。

（四）案例分析（略）

参考文献

［1］McNeill JA, Sherwood G, Starck P, et al. Design strategies in pain management research with Hispanics［J］. Hispanic Health Care International. 2003, 2(2): 73-80.

［2］Sherwood GD, McNeill J, Palos G, et al. Perspectives on pain: A qualitative analysis of the Hispanic pain experience［J］. NT Research. 2003, 8(5): 364-377.

［3］McNeill JA, Sherwood GD, Starck PL, et al. Pain management outcomes for hospitalized Hispanic patients［J］. Pain Manag Nurs. 2001, 2(1): 25-36.

［4］沈曲，李峥. 休斯顿疼痛情况调查表信度和效度的研究［J］. 中华护理杂志，2006, 41(11): 1049-1051.

［5］沈曲，李峥，Gwen，等. 手术后患者疼痛控制满意度状况及影响因素的研究［J］. 中华护理杂志，2007, 42(3): 197-202.

［6］王琦，房秀梅，张红. 中医护理干预对混合痔患者术后疼痛控制满意度的影响［J］. 护理管理杂志，2010, 10(10): 737-738.

［7］侯丽莉，王峻，张艳华. 规范化疼痛教育对创伤患者围手术期疼痛控制的影响探讨［J］. 昆明医科大学学报，2011, 32(8): 92-94.

［8］汪红英，张春华，余晖. 预见性护理对乳腺癌患者化疗后应用重组人粒细胞集落刺激因子所致骨痛的影响［J］. 中华现代护理杂志，2013，19(28)：3481-3484.

［9］张艳琴. 循证护理提高泌尿科术后患者疼痛控制满意度［J］. 护理学杂志，2013，28(16)：40-42.

［10］李凤兰，廖灯彬，刘晓艳，等. 系统规范疼痛管理对四肢骨折患者疼痛控制满意度的影响［J］. 四川医学，2014，35(1)：145-146.

（苏曼曼）

四、简明疼痛量表

（一）量表介绍

简明疼痛量表（the brief pain inventory，BPI）由 Cleeland CS 于1989年最早提出并公开发表[1]，最初是用来评估疼痛对癌症患者的影响[2]。2016年，Walton 等[3]认为 BPI 是一个适用于所有疼痛患者的综合疼痛量表。它是一种多维度评估工具，此量表由两大部分组成（表3-6），第一部分为疼痛强度评估，共有五个方面，内容包括目前的疼痛程度、过去24h内最轻、最剧烈及平均的疼痛程度、过去24h内接受药物或治疗作用后疼痛缓解的程度，采用0～10的数值等级表示，0为不痛，10为疼痛最剧烈；第二部分为疼痛对患者的影响，共有七个方面，包括过去24h内疼痛对日常生活、情绪、行走能力、日常工作、人际关系、睡眠和生活兴趣的影响程度，采用0～10的数字表示，0为无影响，10为完全影响。Cleeland 等[1]研究发现 BPI 有很高的内在一致性信度，Cronbach's α 为0.94。

表3-6 简明疼痛量表（BPI）

患者姓名：_____ 病案号：_____ 诊断：_____

评估时间：_____ 评估医师：_____

1. 大多数人一生中都有过疼痛经历（如轻微头痛、扭伤后痛、牙痛）。除这些常见的疼痛外，现在您是否还感到有别的类型的疼痛？ （1）是 （2）否
2. 请您在下图中标出您的疼痛部位，并在疼痛最剧烈的部位以"×"标出。

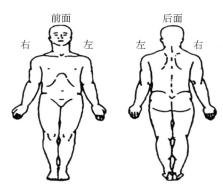

3. 请选择下面的一个数字，以表示过去24h内您疼痛最剧烈的程度。
（不痛）0 1 2 3 4 5 6 7 8 9 10（最剧烈）
4. 请选择下面的一个数字，以表示过去24h内您疼痛最轻微的程度。
（不痛）0 1 2 3 4 5 6 7 8 9 10（最剧烈）
5. 请选择下面的一个数字，以表示过去24h内您疼痛的平均程度。
（不痛）0 1 2 3 4 5 6 7 8 9 10（最剧烈）
6. 请选择下面的一个数字，以表示您目前的疼痛程度。
（不痛）0 1 2 3 4 5 6 7 8 9 10（最剧烈）
7. 您希望接受何种药物或治疗控制您的疼痛？

8. 在过去的24h内，由于药物或治疗的作用，您的疼痛缓解了多少？请选择下面的一个百分数，以表示疼痛缓解的程度。
（无缓解）0 10% 20% 30% 40% 50% 60% 70% 80% 90% 100%
（完全缓解）
9. 请选择下面的一个数字，以表示过去24h内疼痛对您的影响
（1）对日常生活的影响
（无影响）0 1 2 3 4 5 6 7 8 9 10（完全影响）
（2）对情绪的影响
（无影响）0 1 2 3 4 5 6 7 8 9 10（完全影响）
（3）对行走能力的影响
（无影响）0 1 2 3 4 5 6 7 8 9 10（完全影响）
（4）对日常工作的影响（包括外出工作和家务劳动）
（无影响）0 1 2 3 4 5 6 7 8 9 10（完全影响）
（5）对人际关系的影响
（无影响）0 1 2 3 4 5 6 7 8 9 10（完全影响）
（6）对睡眠的影响
（无影响）0 1 2 3 4 5 6 7 8 9 10（完全影响）
（7）对生活兴趣的影响
（无影响）0 1 2 3 4 5 6 7 8 9 10（完全影响）

（二）适用人群

适用于无精神异常、意识障碍、交流障碍，无身体虚弱，年龄 ≥12 岁、≤90 岁，患者或家属配合者。除了复杂难治性的癌痛，尤其是癌性神经病理性疼痛的患者，其余疼痛患者均适用[4]。

（三）应用情况

BPI 原始设计虽为英文版，近十多年来已被翻译成十几种语言的版本，并经过信度与效度的鉴定，而成为全世界广为应用的疼痛量表之一[5~8]，对疼痛强度、部位、疼痛对患者其他方面的影响等进行快速多维的评估。

（四）安全分析

略。

参考文献

[1] Cleeland CS. Measurement of pain by subjective report [M].New York: Raven Press, 1989: 391-404.

[2] Cleeland CS, Ryan KM. Pain assessment:global use of the Brief Pain Inventory [J]. Ann Acad Med Singap, 1994, 23(2):129-138.

[3] Walton DM, Putos J, Beattie T, et al. Confirmatory factor analysis of 2 versions of the Brief Pain Inventory in an ambulatory population indicates that sleep interference should be interpreted separately [J]. Scand J Pain, 2016, 12:110-6.

［4］李小梅，李虹义，肖文华，等. 癌症患者疼痛量表的应用［J］.中国肿瘤临床，2013, 40(24): 1482-1486.

［5］高丽萍，陈典璇，韩富莲，等. 中文版简明疼痛量表在癌症患者中内在一致性和重测信度分析［J］. 军医进修学院学报，2010, 31(10):1009-1011.

［6］Tan G, Jensen MP, Thornby JI, et al. Validation of the brief pain inventory for chronic nonmalignant pain［J］. Journal of Pain, 2004, 5(2):133-137.

［7］Atkinson TM, Rosenfeld BD, Sit L, et al. Using Confirmatory Factor Analysis to Evaluate Construct Validity of the Brief Pain Inventory (BPI) ［J］. Journal of Pain & Symptom Management, 2011, 41(3):558-565.

［8］Glammeier S. The Brief Pain Inventory (BPI) – Revisited and rejuvenated? ［J］. Scandinavian Journal of Pain, 2017, 12(1):108-109.

（丁小萍　王伟）

第三章　常见疼痛评估问卷

125

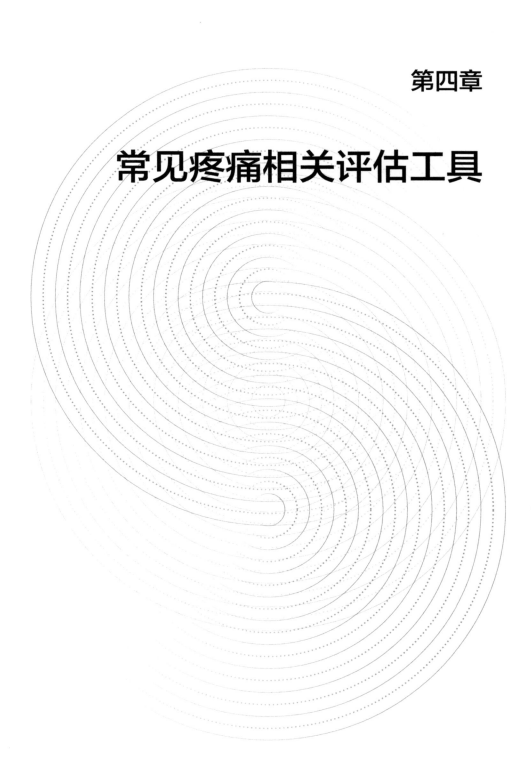

第四章

常见疼痛相关评估工具

有效的疼痛控制是患者疾病治疗、预后和生存质量改善的基本保障，而患者疼痛本身以及镇痛药物的使用过程中会给患者机体带来一系列的影响，如功能活动能力下降、镇静甚至过度镇静、肌力减退、感觉阻滞平面过高、恶心呕吐等，因此，在评估患者疼痛程度及镇痛效果的同时，我们还需要关注患者以上由于疼痛本身或者镇痛治疗所引起的一系列反应及其程度。因此，本章主要介绍以上相关的评估工具，如功能活动评分、镇静评分、肌力评估、感觉阻滞评估及呕吐评估等。

第一节　功能活动评分

近年来，术后疼痛管理逐渐从"缓解疼痛"的舒适目标向"控制活动性疼痛，促进术后功能活动早期开展"的康复目标转变[1]。美国、澳洲、瑞典等多个国家的术后疼痛管理指南均指出：术后疼痛评估应同时评估静息性疼痛和活动性疼痛[1]。活动性疼痛是患者进行功能活动，如有效咳嗽、深呼吸、下床行走、关节功能锻炼等时的疼痛[2, 3]。研究显示，充分缓解术后患者的活动性疼痛，可促进患者早期开展功能活动，对降低术后心肺部并发症及血管栓塞的发病率有重要意义[4]。2007年澳大利亚维多利亚州质量控制委员会（Victorian Quality Council，VQC）的术后疼痛管理指南指出：医务人员应同时运用主、客观评估方法评估术后活动性疼痛[2]。主观评估方法是指以患者为应用主体的疼痛强度评估方法，目前我国医院常用的评估工具有数字评定法、语言描述法、视觉模拟评分法（VAS）等[5]。但主观评估工具只能反映患者的主观疼痛感受，不能客观反映患者完成某项功能活动的能力，导致护士无法全面评估患者实际的活动能力，从而影响了对术后活动性疼痛的治疗[3]，在评估活动性疼痛时存在局限性。而FAS作为客观评估方法，以医务人员为应用主体，通过观察疼痛对患者功能活动的影响进行评级，从客观的角度评估患者的实际功能活动能力，弥补了主观疼痛评估工具的缺陷[5]。因此，采取主客观相结合的疼痛评估方法能够全面评估术后活动性疼痛，尤其适用于大手术或对术后功能活动开展要求较高的手术类型[5]。2013年澳大利亚、新西兰麻醉学院（Australian and New Zealand College of Anaesthetists，ANZCA）及澳大利亚VQC的临床指南均推荐临床护士借助功能活动评分（functional activity score，FAS）来规律、规范地开展术后活动性疼痛的评估[2, 3]。

（一）量表介绍

功能活动评分（FAS）是由澳大利亚维多利亚州质量控制委员会（VQC）于2007年组织专家制定，以指导及规范医务人员对活动性疼痛的评估和治疗[2]；是以医护人员为应用主体的客观疼痛评估工具，根据患者的功能活动受疼痛限制的程度，分为A、B、C三个等级[2]，见表4-1。2015年成燕、童莺歌等将其译成中文版FAS，并对量表的信效度进行检测，该量表的评定者间信度组内相关系数ICC为0.93，内部一致性Cronbach's α系数为0.93，敏感度标准化效应SES为0.811，专家效度系数CVI为0.97，中文版FAS信效度良好[6]。

表4-1　三等级功能活动评分FAS

分级	评价标准
A	疼痛完全没有限制患者的功能活动
B	疼痛轻度限制患者的功能活动
C	疼痛严重限制患者的功能活动

2016年，童莺歌等在三等级的功能活动评分FAS基础上改良为四等级FAS，根据患者的功能活动受疼痛限制的程度分为Ⅰ、Ⅱ、Ⅲ、Ⅳ四个等级，评价标准更加具体化（表4-2）[5]。并对其信效度进行检测，该量表的评定者间信度组内相关系数ICC为0.95，内部一致性Cronbach's α系数为0.98，专家效度系数CVI为0.94，敏感度较佳，四等级FAS信效度良好，受到临床护士认同[5]。

表4-2　四等级功能活动评分表（FAS）

分级	评价标准
Ⅰ	疼痛完全没有限制患者的功能活动，患者能够如常完成某项功能活动
Ⅱ	疼痛轻度限制患者的功能活动，患者经非药物措施（按压伤口使用胸带等）后能如常开展功能活动
Ⅲ	疼痛中度限制患者的功能活动，患者采用非药物措施（按压伤口使用胸带等）后能尝试开展功能活动，但是因疼痛影响，无法完成整项功能活动
Ⅳ	疼痛严重限制患者的功能活动，患者即使采取了经非药物措施（按压伤口使用胸带等），仍然无法尝试开展功能活动

注：以胸腹部手术术后患者为例。

护士要基于FAS评估结果，有针对性地采取干预措施。当患者的FAS为"A"或"Ⅰ、Ⅱ"时，护士可以不采取额外的干预措施。对于FAS为"B"或"Ⅲ"且NRS≤7的患者，护士可以尝试给予护理权限内的干预措施。如护士指导患者在活动前提前按压镇痛泵PICA给药按钮。若连续2次FAS为"C""Ⅳ"或FAS为"B""Ⅲ"且NRS>7，可视为镇痛不佳，护士需要立即联系医生调整镇痛治疗方案[2,5]。

（二）适用人群

功能活动评分适用于术后功能活动的患者，尤其适用于心胸外科、胃肠外科、骨科等对一些经历术后早期活动和功能锻炼要求较高手术类型的患者，如肺叶切除术、肺癌根治术、胃癌根治术、膝/髋关节置换手术、关节镜手术等术后的患者[5]。

（三）应用情况

近年来在美国、澳大利亚、瑞典等国家，术后活动性疼痛护理评估已在许多医院常规开展，功能活动评分在这些国家得到普遍使用[2,3,7]。2013年新西兰麻醉学院的临床指南明确要求临床护士借助功能活动评分来规律、规范地开展术后疼痛患者功能能力的评估[2,3]。美国疼痛协会（American Pain Society,APS）2016年最新的术后疼痛管理指南指出仅仅评估术后休息时的疼痛是不够的，应该同时评估活动性疼痛[8]。

在国内对术后活动性疼痛评估的研究起步较晚，相关报道较少。王峻[9]等2012年的研究指出，每天应进行1次活动时疼痛评估，但没有明确指出具体评估方法。成燕等[6]于2014年对浙江省和山东省3所医院的140例开胸和开腹术后患者的研究显示，以咳嗽为评估内容，运用三等级的功能活动评分和数字评定法评估活动性疼痛，可提高术后疼痛管理质量。童莺歌等[5]2015年对杭州市三甲医院64例开胸和开腹术后患者术后活动性疼痛进行评分，将三等级的FAS改良为四等级FAS，并进行量表的信效度检验，信效度良好，受到临床护士认同，并指出该量表适用于我国医院的术后活动性疼痛评估。

（四）案例分析

1. 案例介绍

患者，王某，男性，52岁，因体检发现左上肺小结节于2017年4月1日步行入院，完善各项术前准备，患者于4月3日在全麻下行左上肺叶切除术，术后持续静脉镇痛泵给药。护士使用FAS和数字评定法（NRS）评估患者术后的疼痛情况，控制活动性疼痛，促进有效咳嗽、翻身等早期功能锻炼开展。

操作过程如下。

（1）查看患者资料，了解患者疾病状况。

（2）询问并检查患者病情、意识、合作程度，向患者说明疼痛评估的目的与意义、注意事项、控制活动性疼痛及早期功能锻炼的重要性，取得患者配合。

（3）教会患者使用NRS进行疼痛评估。术后6h该患者的静息状态下的NRS疼痛评分为3分。

（4）护士对患者的活动性疼痛进行评估：该患者肺叶切除术后6h以有效咳嗽为活动性疼痛评估的参照功能活动，用四等

第
四
章

常
见
疼
痛
相
关
评
估
工
具

级FAS进行评估。护士在旁观察患者完成有效咳嗽情况，患者使用胸带固定下采取按压伤口的非药物干预措施后能够完成有效咳嗽，该患者四等级FAS评级为Ⅱ级。患者咳嗽时的NRS疼痛自评为4分。护士可以暂时不采取其他镇痛措施。

2.案例解析

（1）术后活动性疼痛的评估建议采取主观疼痛评估方法和客观疼痛评估方法相结合的方法进行评估。

（2）FAS是以医护人员为应用主体的客观评估工具，建议采用四等级FAS评估法，更适用于中国护士，可操作性强[5]。

（3）FAS评估准确度与评估的参照物选择密切相关。一方面，护士可根据患者的手术类型及康复目标，恰当地选择深呼吸、有效咳嗽、翻身、下床活动、膝关节运动等作为FAS评估的参照活动[1]。如胸腹部手术后患者有效咳嗽能降低术后肺部并发症的发生率，而咳嗽的开展最容易受到胸腹部切口疼痛的限制，能灵敏地反映镇痛效果，选择有效咳嗽作为FAS评估的参照较合适[10]。全膝置换术后患者，可选择膝关节功能锻炼作为参照[11]。腹部外科术后患者可选择翻身活动作为参照[12]。另一方面，护士要基于患者的身体情况，循序渐进地选择活动性疼痛评估FAS的参照活动，如术后刚返回病房身体虚弱的上腹部手术患者，护士可选择深呼吸作为参照活动；第2天，再根据患者康复情况（需考虑基础疾病或治疗许可活动内容），可选择翻身、坐起和有效咳嗽作为参照活动[13]。

（4）关于FAS的评估频率，目前没有明确规定，可根据患者每天功能锻炼的次数确定术后活动性疼痛的评估频率[14]，这样不仅可以很好地了解患者活动性疼痛的情况，及时镇痛，也能提高患者进行功能锻炼的积极性，还不会增加护士的工作量。

参考文献

［1］ D'Arcy Y. Compact clinical guide to acute pain management: an evidence-based approach for nurse［M］.New York: Springer Publishing Company, 2011: 39-45.

［2］ Victorian Quality Council. Acute Pain Management Measuerment-Tooklit ［EB/OL］.［2014-08-11］. http://pdf-release.net/exter-nal/4448283/pdf-release-dot-net-apmmtoolkit.

［3］ Macintyre PE, Schug SA. Scott DA, et al. Acute pain management: Scientific evidence［M］. 3th ed. Melboume: Australian and New Zealand College of Anaesthetists, 2010: 39.

［4］ Breivik H, Borehgrevink PC, Allen SM. Assessment of pain［J］. Br Anaesth, 2008, 101(1): 17-24.

［5］ 童莺歌，成燕，郑红葵，等. 四等级功能活动评分法的信效度和应用效果研究［J］. 护士进修杂志，2016, 31(11): 968-971.

［6］ 成燕，童莺歌，刘敏君，等. 术后活动性疼痛护理评估对疼痛管理质量的影响［J］. 中华护理杂志，2015, 50(8): 924-928.

［7］ Ene KW, Nordberg G, Bergh I, et al.Postoperative pain management-the influence of surgical ward nueses［J］. J Clin Nurs, 2008, 17(15): 2042-2050.

［8］ Chou R, Gordon DB, Leon-Casasola OAD, et al. Management of postoperative pain:a clinical practice guideline from the American pain society. the American Society of Regional Anesthesia and Pain Medicine, and the American Society of Anesthesiologists' Committee on Regional Anesthesia［J］. Journal of Pain, 2016, 17(2): 131-157.

［9］ 王峻，陈仲，侯丽莉，等. 护士参与的联合疼痛管理在骨折患者中的应用［J］. 中华护理杂志，2012, 47(12): 1122-1123.

［10］ Pamela EM, Stephan AS. Acute pain management:a practical guide［M］. 3th ed. Philadelphia: Elsevier Health Saunders, 2007: 6-13.

［11］ Bandholm T, Thorborg K, Lunn TH, et al. Knee pain during strength

133

training shortly following fast-track total knee arthroplasty:a cross-sectional study［J］. PLoS One, 2014, 9(3): e91107.

［12］Haugen N, Galura S. Ulrich & Canale's nursing care planning guides: prioritization, delegation and critical thinking［M］. Philadel-phia: W.B. Saunders Company, 2010: 48.

［13］成燕，童莺歌，刘敏君，等. 手术后患者活动性疼痛的护理评估现状［J］. 中国实用护理杂志，2015, 31(7): 481-485.

［14］骆孜，林梅，徐彩娟.手术病人术后活动性疼痛的评估现状［J］.全科护理，2016, 14(32): 3368-3371.

（应瑛）

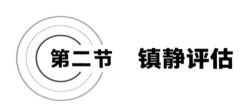

第二节　镇静评估

一、Richmond躁动-镇静评分量表

（一）量表介绍

Richmond躁动-镇静评分量表（RASS）是由Sessler等组成的多学科团队于2002年编制的，用来评估重症监护病房患者意识和躁动行为程度的镇静评分量表，Cronbach's α系数为0.96[1]。

RASS评分从−5分～+4分，共分为10级（表4-3），0分为理想镇静，−5～−1分为镇静状态，+1～+4分为激惹状态，分3个评估阶段进行。第1步：观察患者状态，是否是镇静状态（0分）、是否有焦虑或躁动（+1～+4分）。第2步：如患者无反应，呼叫患者名字，能与评估者对视（-1 ～ -3分）。第3步：如患者对语言刺激无反应，对患者进行身体刺激（-4 ～ -5分）。

RASS将镇静水平细化，并将语言刺激和身体刺激区分开来，这样可以防止复杂的情况下产生评估偏差。医护人员只需要简单的观察、交流和刺激就能准确地评估出患者的镇静状态[2]。它相较于SAS、RSS、MAAS更客观、细致，不足在于评估是依靠患者对视觉和听觉刺激的反应，如果患者存在视觉或听觉的障碍，会影响评估结果的准确性[3]；同时分级较复杂，难以记忆，评估时需根据量表模板。

表4-3 Richmond躁动-镇静评分量表（RASS）

分值/分	镇静程度	行为
+4	有攻击性	有暴力倾向
+3	非常躁动	试着拔除呼吸管路、鼻胃管或静脉通路
+2	躁动焦虑	身体激烈移动，无法配合呼吸机
+1	不安焦虑	焦虑紧张，但身体只有轻微移动
0	清醒平静	清醒，自然状态
-1	昏昏欲睡	没有完全清醒，但可保持清醒超过10s
-2	轻度镇静	无法维持清醒超过10s
-3	中度镇静	对声音有反应
-4	重度镇静	对身体刺激有反应
-5	昏迷	对声音及身体刺激都没有反应

（二）适用人群

RASS是基于患者运动反应的评分量表，适用于视觉和听觉无障碍的患者，主要被应用于各重症监护病房的成人患者。

（三）应用情况

RASS 评分已经普遍应用于各国临床，包括美国、英国、西班牙、瑞士等，全球多个中心的研究已经确认了RASS评分的稳定性和准确性[1,4~6]。2013年,美国危重病医学会发布的镇静、镇痛和谵妄治疗指南中指出：RASS是评估成年ICU患者镇静质量与深度最为有效和可靠的工具之一[7]。

（四）案例分析

1. 案例介绍

王某，男，43岁，因上腹疼痛伴感染性休克1天，为加强监护和治疗入ICU。患者入室时神志清楚，鼻导管给氧，呼吸急促，血氧饱和度90%，予以气管插管，呼吸机辅助呼吸，进行病因治疗的同时，患者躁动焦虑，无法配合插管，遵医嘱予以盐酸右美托咪定，以1.0μg/（kg·h）剂量持续静脉泵入镇静，舒芬太尼给药以0.4μg/（kg·h）剂量持续静脉泵入镇痛。给予镇静、镇痛药物后，遵医嘱该患者需要将RASS评分维持在0～-2分的浅镇静目标。

输注镇静、镇痛药物30min后，护士使用RASS对患者进行评估，表现为患者躁动焦虑，无法配合呼吸机，RASS评分为+2分，随即遵医嘱予以增大镇静、镇痛药物的剂量，而后患者表现为清醒、自然状态到轻度镇静的状态，即RASS评分稳定在0～-2分，改为每2～4h评估1次。

次日晨08:00，护士查看患者，安静，随即呼喊患者，但患者对其声音刺激无反应，对身体刺激后有睁眼反应，RASS评分为-4分，随即遵医嘱减少镇静、镇痛药物的剂量以达到浅镇静的目标。

2. 案例解析

（1）镇静镇痛药物初始输注期间，要求每30min使用RASS进行动态评分1次，待其评分达到目标评分（0～-2分），稳定后改为每2～4h评估1次。

当该患者输注镇静镇痛药物30min后，出现躁动焦虑，无法配合呼吸机，RASS评分为+2分，根据其当前的RASS评分，增大了患者镇静镇痛药物的剂量。而当患者对医务人员声音刺激无反应，但身体刺激后有睁眼反应时（RASS评分为-4分），根据其当前的RASS评分，减少镇静药物的剂量。

（2）进行RASS评分时，可按照"一看二喊三拍打"的步骤，应先观察患者有无焦虑、躁动的相关行为，不可跳过此步骤，直接拍打患者。

参考文献

［1］Sessler CN, Gosnell MS, Grap MJ, et al. The Richmond Agitation-Sedation Scale: validity and reliability in adult intensive care unit patients［J］. Am J Respir Crit Care Med, 2002, 166(10): 1338-1344.

［2］郭孙升，乔田田. 重症患者镇静治疗护理相关评估工具的研究进展［J］. 护理学杂志，2016, 31(13): 98-101.

［3］童莺歌，叶志弘，田素明，等. 镇静反应程度评估法在患者自控镇痛疗法呼吸抑制监测中的应用［J］. 中华护理杂志，2010, 45(11): 969-971.

［4］Ely EW, Truman B, Shintani A, et al. Monitoring sedation status over time in ICU patients: reliability and validity of the Richmond Agitation-Sedation Scale (RASS)［J］. JAMA, 2003, 289(22): 2983-2991.

［5］Almgren M, Lundmark M, Samuelson K. The Richmond Agitation-Sedation Scale: translation and reliability testing in a Swedish intensive care unit［J］. Acta Anaesthesiol Scand, 2010, 54(6): 729-735.

［6］Bush SH, Grassau PA, Yarmo MN, et al. The Richmond Agitation-Sedation Scale modified for palliative care inpatients(RASS-PAL):a pilot study exploring validity and feasibility in clinical practice［J］. BMC Palliat Care, 2014, 13(1): 17.

［7］杨磊，张茂. 2013年美国ICU成年患者疼痛、躁动和谵妄处理指南［J］.中华急诊医学杂志，2013, 22(12): 1325-1326.

（邓露茜）

二、Ramsay镇静评分量表

（一）量表介绍

Ramsay镇静评分量表（Ramsay sedation scale，RSS）由Ramsay等于1974年研制，最初用来评估ICU内患者的镇静、反应性及嗜睡程度的评分工具，是临床使用最早、最为广泛的镇静评估表，已经成为其他镇静评估方法的基础，Cronbach's α系数为0.94[1,2]。

RSS评分量表共分为6级，每级1分，总分为6分（表4-4），分别反映3个层次的清醒状态和3个层次的睡眠状态，总得分1分为镇静不足，2～4分为镇静满意，5～6分为镇静过度[3]。评估分为2个步骤进行，第1步：在不干涉患者的情况下，先观察患者的言行30～60s，看是否为清醒状态（1～3分）。第2步：如患者无反应，进行轻叩眉间或大声呼叫患者名字，看是否为清醒状态（4～6分）。

RSS评分方法简单、实用，医护人员只需要通过简单的观察和刺激就能进行评分，易于临床掌握，被认为是可靠的镇静评分标准。与Richmond躁动-镇静量表评估结果之间有着良好的相关性。其不足之处在于主观性较强且效度不佳，与RASS相比较，缺乏特征性的指标来区分不同的镇静及躁动水平，导致其在临床上存在评估差异的情况，更多地反映了患者的意识水平而不是镇静程度[4,5]，同时，如果患者存在听觉或视觉障碍，会影响评估结果的准确性。

表4-4　Ramsay镇静评分量表（RSS）

分值/分	镇静程度	行为
1	清醒	焦虑、躁动不安
2	清醒	合作、定向力好或安静
3	清醒	仅对指令有反应
4	睡眠	对轻叩眉间或强声刺激反应敏捷
5	睡眠	对轻叩眉间或强声刺激反应迟钝
6	睡眠	对轻叩眉间或强声刺激无任何反应

（二）适用人群

RSS适用于视觉或听觉无障碍的患者，主要被应用于各重症监护病房的成人患者。

（三）应用情况

RSS作为使用最早的躁动和镇静深度评分表，目前仍广泛应用于临床，如颅脑损伤术后患者及酒精震颤谵妄患者的镇静深度评分[6～8]。但国内学者高华[9]等研究表明，由于RSS的镇静评分分级简单，具体描述语言较含糊，因此在使用RSS评分时较RASS评分更容易造成患者镇静过度和谵妄发生，在临床工作中需结合其他镇静量表进行评估。

（四）案例分析

1. 案例介绍

李某，男，38岁，因车祸致全身多处骨折伴腹部空腔脏器损伤1天，入院后紧急手术，术后因生命体征不稳定由手术室转入ICU继续监测治疗。患者入室时麻醉未清醒，经口气管插管，呼吸机辅助呼吸。患者有无意识的肢体活动，遵医嘱予咪达唑仑，以0.08mg/（kg·h）剂量持续静脉泵入镇静，舒芬太尼以0.5μg/（kg·h）剂量持续静脉泵入镇痛。遵医嘱该患者需要将RSS评分维持在5～6分的深镇静目标。

输注镇静、镇痛药物30min后，护士使用RSS对患者进行床旁评估，患者表现为焦虑、躁动不安，呼吸频率加快，人机对抗明显，呼吸机频繁报警，且患者试图拔出气管插管，RSS评分为1分。护士沟通无效后，随即遵医嘱予丙泊酚静脉注射紧急镇静，同时增加镇静镇痛药物的剂量持续泵入。1～2min后患者表现为睡眠状态，对轻叩眉间或强声刺激反应迟钝，即RSS评分为5分。

调整镇静、镇痛药物剂量30min后，护士再次使用RSS对患者进行床旁评估，观察患者安静、睡眠状态，随即轻叩患者眉间，患者反应敏捷，即刻转为躁动，RSS评分为4分，随即遵医嘱继续增加镇静、镇痛药物的剂量以达到深镇静的目标，而后患者RSS评分稳定在5～6分。

2. 案例解析

（1）不同患者有不同的镇静水平，而同一个患者的不同病程也有不同的镇静水平。例如：对于一般的ICU患者RSS评分2～4分为镇静满意，对于手术较大创伤后的患者可使其RSS评分达5～6分。

（2）使用丙泊酚静脉推注紧急镇静期间，应1～2min使用RSS进行动态评分1次。镇静镇痛药物输注的初始和调整剂量期间，应30min使用RSS进行动态评分1次，使评分达到目标评分（5～6分）。

参考文献

［1］Ramsay MAE, Savege TM, Simpson BRJ, et a1. Controlled sedation with alphaxalone-alphaxolone ［J］. BMJ, 1974, 2: 656-659.

［2］Peck M, Down J. Use of sedatives in the critically ill ［J］. Anaesth Intensive Care Med, 2010, 11(1): 12-15.

［3］Dawson R, von Fintel N, Nairn S. Sedation assessment using the Ramsay scale ［J］. Emerg Nurse, 2010, 18(3): 18-20.

［4］郭孙升，乔田田. 重症患者镇静治疗护理相关评估工具的研究进展 ［J］. 护理学杂志，2016, 31(13)：98-101.

［5］罗尚荣，张静萍. 危重患者镇静评估护理的研究进展 ［J］. 护士进修杂志，2017, 32(10)：886-888.

［6］齐艳艳，杜献慧，姚翔燕，等. 右美托咪定对老年颅脑损伤手术患者术后Ramsay 镇静评分的影响 ［J］. 中国老年学杂志，2015, 35(19): 5560-5561.

［7］贝佳妮，张盛杰. Ramsay镇静评分在酒精所致震颤谵妄治疗中的应用 ［J］. 护理研究，2016, 30(12): 1536-1537.

［8］Sun GQ, Gao BF, Li GJ, et al. Application of remifentanil for conscious sedation and analgesia in short-term ERCP and EST surgery ［J］. Medicine (Baltimore), 2017, 96(16): 6567.

［9］高华，黄群英，范峻峰，等. 重症医学科程序化镇静时使用不同的镇静评分系统的应用分析［J］. 医药前言，2014, (5): 70.

（佘晓）

三、Riker镇静-躁动评分量表

（一）量表介绍

Riker镇静-躁动评分（sedationg-agitation scale，SAS）由Riker等[1]1999年为对重症患者进行镇静评估而研发，是美国2013版镇静镇痛指南中推荐的另一种镇静评估方法，该量表Cronbach's α系数为0.93[2]。

SAS评分从1～7分，共分为7个等级（表4-5）。SAS评分总分＞5分时，应立刻汇报医生，并给予患者镇静药物治疗或应用约束带，以防躁动及相关意外事件的发生，并将Riker镇静躁动评分控制在3～4分为宜。医护人员通过言语和对患者身体的刺激评估患者的镇静等级，并调节镇静药物的用量达到理想的镇静效果[3]。该方法可以全面、准确、客观地反映患者的镇静程度，且评估简便，使镇静治疗效果显著，在临床上对其有较高的评价[4]。

表4-5　Riker镇静-躁动评分量表（SAS）

分值/分	镇静程度	行为
1	不能唤醒	患者无法服从指令或交流，即使应用恶性刺激也无反应或反应轻微
2	非常镇静	有自主运动，但不能服从指令或交流对躯体刺激有轻微反应
3	镇静	经轻轻摇动或言语刺激时可简单服从指令且能迅速入睡

分值/分	镇静程度	行为
4	安静合作	服从指令,容易唤醒
5	躁动	焦虑或轻度烦躁,身体躁动,经言语提示劝阻可安静
6	非常躁动	咬气管、烦躁不安,需进行保护性束缚或经反复语言劝阻
7	危险躁动	试图拔除各种导管,拉扯气管内插管,翻越床栏,在床上反复挣扎或攻击工作人员

（二）适用人群

SAS主要适用于各重症监护病房的成年患者,但不适用于有听力障碍、神经损伤或使用非镇静类麻醉药的患者[5, 6]。

（三）应用情况

SAS评分已经普遍用于各国临床,包括美国、德国、英国、中国等,全世界多个中心的研究已经确认了SAS评分的稳定性和准确性。2013年SCCM指南中对目前存在的主要主观测量工具重新进行心理测量评估,推荐意见认为SAS是衡量ICU成人患者镇静深度和质量最为有效和可信的主观测量工具,在临床广泛使用[7, 8]。

（四）案例分析

1. 案例介绍

张某,女,48岁,因头痛头晕半年,加重1周入院,为加强监护和治疗入住神经内科ICU。患者入科时,神志清楚,鼻导管给氧，呼吸急促，血氧饱和度90%，血气分析示氧分压低伴有二氧化碳潴留，予以经口气管插管，呼吸机辅助呼吸，进行病因治疗的同时，患者躁动，无法配合插管，遵医嘱每5～15min间断静脉推注力月西2～5mg诱导镇静，达到目标镇静后以0.1mg/（kg·h）持续泵入，每隔1～2h进行呼唤试验和镇静-躁动评分。观察期间该患者有自主运动，但不能服从指令或交流，对躯体刺激有轻微反应，经轻轻摇动或言语刺激时可简单服从指令且能迅速入睡，表明镇静-躁动评分＜3分，遵医嘱减少镇静药物用量；2h后该患者表现出焦虑、咬气管、烦躁不安，甚至拔管情况，经反复语言劝阻无效，需进行保护性束缚，镇静-躁动评分7分，遵医嘱加大给药剂量，重复给予诱导镇静剂量至评分降至5分以下，患者处于安静合作或镇静状态。

2. 案例解析

镇静镇痛药物初始输注期间，要求每1h使用 SAS 进行动态评分1次，待其评分达到目标评分（3～4分），稳定后改为每2h评估1次。

参考文献

[1] Riker RR, Picard JT, Fraser GL. Prospective evaluation of the Sedation-Agitation Scale for adult critically ill patients [J] . Crit Care Med, 1999, 27(7): 1325-1329.

[2] Barr J, Fraser GL, Puntillo K, et al. Clinical practice guidelines for the management of pain,agitation,and delirium in adult patients in the intensive care unit [J] . Crit Care Med, 2013, 41(1): 263-306.

[3] 葛红梅. 基于Riker镇静-躁动评分系统的护理干预在神经外科ICU躁动患者中的应用 [J] .齐鲁护理杂志，2015, 21(22): 40-41.

[4] Reza PK, Amir JL, Maryam MZ. Study of the Relationship Between Vital Signs Monitoring and Riker Sedation-Agitation Scale [J]. International Journal of Tropical Medicine, 2016, 2: 1021-1012.

[5] Devlin JW, Boleski G, Mlynarek M, et al. Motor Activity Assessment Scale:a valid and reliable sedation scale for use with mechanically ventilated patients in an adult surgical intensive care unit [J]. Crit Care Med, 1999, 27(7): 1271-1275.

[6] 钟琳，陈莉娜，陈婷，等. 镇静躁动评分在儿童支气管镜术前镇静中的应用 [J]. 中国内镜杂志，2018, 24(2): 1-5.

[7] Barr J, Fraser GL, Puntillo K, et al. Clinical practice guidelines for the management of pain, agitation,and delirium in adult patients in the intensive care unit [J]. Crit Care Med, 2013, 41(1): 278-280.

[8] Lara M, Ryan M, Bryan J. Ketamine Infusion for Adjunct Sedation in Mechanically Ventilated Adults [J]. Pharmacotherapy, 2018, 38: 334-345.

（李丹梅，冯成成）

四、镇静反应程度

（一）量表介绍

镇静反应程度（level of sedation，LOS）是监测使用阿片类药物镇痛疗法患者是否发生呼吸抑制的早期敏感指标，被作为阿片类药物镇痛疗法患者的"第六项生命体征"[1~4]。通过规律、定期地评估镇静反应程度可早期发现患者是否发生过度镇静。中文版LOS评估量表由童莺歌等[5]翻译澳大利亚维多利亚州质量委员会推荐的LOS评估法而来，具有良好的信效度，内容效度系数CVI为0.94，标准效度相关系数为0.44，LOS评估法的Cronbach's α系数为0.95。该量表共分为4个等级（详见表4-6），对LOS分级≥1级的患者，需同时评估呼吸状态，包括呼吸频率、幅度、呼吸是否规则及是否打鼾。LOS 0 ～ 1级为正常状态，不需处理；LOS 2 ～ 3级应及时联系主管医生或麻醉医生进行及时处理。

表4-6　LOS评估法分级标准

LOS分级	临床表现
0	清醒，反应敏捷
1	有些昏昏欲睡，但容易唤醒
1S（从属于1级）	正常入睡状态
2	频繁发生昏昏欲睡，容易唤醒，但不能持续处于觉醒状态
3	难以唤醒，不能处于觉醒状态

（二）适用人群

LOS评分适用于所有接受阿片药物镇痛的患者，包括经静脉、硬膜外（PCEA）、肌内注射等途径给药的患者[5]。接受治疗前已存在意识障碍的患者不适用。

（三）应用情况

阿片类药物镇痛在普通病房应用时，其安全性很大程度取决于护士监测镇静反应的频次以及发生意外时是否及时处理。鉴于此，LOS评分已经普遍应用于包括美国、澳大利亚及欧洲的许多国家。这些国家对术后接受自控镇痛疗法的患者（patient controlled analgesia，PCA）规律持续地进行LOS评估，已成为常规的一项护理实践活动。美国疼痛护理学会（American Society for Pain Management Nursing，ASPMN）、药物安全处方协会（Institute for Safe Medication Practices，ISMP）等机构都建议，持续规律地评估镇静反应程度是预防患者发生过度镇静和呼吸抑制的关键因素[1, 2, 6~10]。浙江大学附属邵逸夫医院2009～2010年对3690例接受术后PCA患者进行LOS评估，涉及普外科、胸外科、泌尿外科、骨科、肿瘤外科和妇产科的术后镇痛，证实护士通过规律持续地监测LOS和呼吸状况，个体化进行高危因素分析，协助医生制订恰当的镇痛方案及根据患者病情及时调整镇痛方案，有助于预防呼吸抑制的发生[5]。

（四）案例分析

1. 案例介绍

李某，男，66岁，体重75kg，急诊以"骨盆骨折"收入院。患者既往有冠心病10余年，吸烟史40余年。入院后第三天在全麻下行切开复位内固定术。术后返回病房，患者神志清，生命体征平稳，鼻导管吸氧3L/min，血氧饱和度波动在96%～98%。术后常规给予PCIA镇痛，患者同时使用的镇痛药物还有术前一日粘贴于皮肤的丁丙诺菲透皮贴剂5mg。责任护士采用NRS评分法评估者疼痛，患者活动痛2分，静息痛0分。

术后第一天18:00时，护士发现患者处于昏睡状态，轻呼患者姓名，并轻拍其肩膀后，患者能醒来，简短回答护士的问题，自称疲乏想睡觉，旋即闭上眼睛，但能唤醒。家属反映患者术后一直处于嗜睡状态。评估呼吸每分钟16次，幅度正常，血氧饱和度94%。护士评估患者此时的LOS评分为2级，随即汇报值班医生。遵医嘱将PCIA泵入减量，并停用当日睡前的阿普唑仑0.4mg，加大氧流量至5L/min，密切监测血氧饱和度。护士加强对患者意识、呼吸状况的监测，LOS评估Q2h、Q4h后，护士巡视病房时，轻声呼唤患者姓名，并观察其反应，患者睁开眼睛，并翻了个身，呼吸的频率及幅度均在正常范围内，护士判定患者处于正常入睡状态（LOS 1S）。

2.案例解析

（1）LOS是专门为阿片类药物镇痛疗法设计的评估工具，简单易用，有助于护士快速作出护理决策，但不适用于处于气管插管状态及危重患者的镇静程度评估。

（2）对接受阿片类药物镇痛疗法的患者，LOS监测需要持续规律地进行[1]。患者最容易在初始治疗的24h内发生呼吸抑制，建议常规情况下在该时间段内应每1～2h评估LOS，24h后对病情平稳的患者每4h评估LOS。评估睡眠中的患者时，尽量避免声音过大或其他刺激，因为在较大刺激下患者可短暂表现为镇静反应程度好转及呼吸次数增加，从而掩盖病情[2]。但若护士不能很好地鉴别出患者是否处于正常睡眠状态亦或过度镇静，应尝试唤醒患者[2]。

（3）在评估过程中应密切关注患者LOS的发展变化趋势。若发现患者LOS呈逐渐加深趋势，要及时联系医生调整镇痛方案，如采取停止阿片类药物持续输注、降低用量，延长给药间隔时间等措施[1～3,7]。当患者LOS 2级，呼吸频率≤8次/min，呼吸过浅或有呼吸暂停发生时，护士联系主管医生，根据患者情况停用或降低阿片类药物用量[2,5]，并排查其他引起意识改变的病因[5]；根据医嘱给氧，同时进行氧饱和度监测。若病情进展到了LOS 3级，采取开放气道等急救措施，并遵医嘱予阿片类拮抗剂如纳洛酮[2,5]。

参考文献

［1］Nisbet AT, Mooney-Cotter F. Comparsion of Selected Sedation Scales for Reporting Opioid-Induced Sedation Assessment［J］. Pain Manag Nurs, 2009, 10(3): 154-164.

［2］Pasero C. Assessment of Sedation During Opioid Administration for Pain Management［J］. J Perianesth Nurs, 2009, 24(3): 186-190.

［3］Smith LH. Opioid Safety: Is Your Patient at Risk for Respiratory Depression［J］. Clin J Oncol Nurs, 2007, 11(2): 293-296.

［4］Pamela EM, Stephan AS. Acute Pain Management:A Practical Guide［M］. 3rd Edition. Saunders Elsevier, 2007: 35-158.

［5］童莺歌，叶志弘，田素明，等. 镇静反应程度评估法在患者自控镇痛疗法呼吸抑制监测中的应用［J］. 中华护理杂志，2010, 45(11): 969-971.

［6］Analgesic Expert Group. Therapeutic Guidelines: Analgesic［M］. Version 5. Melbourne: Therapeutic Guidelines Limited, 2007: 231.

［7］Victorian Quality Council. Acute Pain Management Measurement-Toolkit［EB/OL］.［2010-6-1］. http://www.health.vic.gov.au/qualitycouncil/downloads/apmn_toolkit.pdf.

［8］邓小明，熊源长，许划，等. 术后疼痛管理：循证实践指导［M］.北京：北京大学医学出版社，2009：154.

［9］Cohn M, Weber R, Moss J. Patient-controlled analgesia: making it safer for patients［EB/OL］.［2010-6-1］. http://www.ismp.org/profdevelopment/PCAMonograph.pdf.

［10］American Society of Anesthesiologists Task Force on Neuraxial Opioids. Practice Guidelines for the Prevention, Detection, and Management of Respiratory Depression Associated with Neuraxial Opioid Administration［J］.Anesthesiology, 2009, 110(2): 218-230.

（卢凤娟）

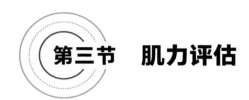

第三节　肌力评估

　　肌力是肢体随意运动时肌肉收缩的力量。在镇痛过程中，往往伴随有镇静和肌力减弱等现象，特别是持续硬膜外镇痛，肌力减弱发生率较高[1]。肌力减弱可能导致患者一系列的并发症与安全隐患，如：肢体活动能力下降、跌倒等[2, 3]，正确评估患者肌力情况，对患者术后的早期康复、保障患者安全非常重要。

　　目前，常用评估肌力的方法主要包括两大类：一类是徒手肌力检查（Manual Muscle Testing，MMT），适用于清醒且配合程度好的患者，其分级标准包括：英国的医学研究理事会（Medical Research Council, MRC）肌力分级、肯德尔（Kendall）分级和Lovett分级标准等。此类方法具有简便、易行的优点，广泛应用于临床。另一类是器械肌力测定，适用于语言障碍或肌力超过3级时的定量评定，包括：等长肌力测定、等张肌力测定和等速肌力测定。该方法测量结果精准、可靠，但只能应用于少数部位及对肌群的肌力评估，不能分别检查个别肌肉，且不宜用于腰痛患者及老年人，具有操作复杂、耗时等不足[4]，主要应用于科研，临床应用较少。

　　徒手肌力检查可操作性强、不需要借助仪器设备，被广泛应用于临床，因此本节主要阐述徒手肌力评估方法。三种分级徒手肌力检查标准（MRC、Kendall、Lovett）各有特点，Lovett分级和Kendall分级均是按照肌力的百分比进行分级，只反映肌力大小，不表明肌肉收缩耐力和协调性，临床应用较少。而MRC分级标准为徒手肌力检测中最常用的肌力评估分级方法，既简便又不受场地限制，且能够反映个体体格相对应的力量，更具有实用价值，已被各国学者所认可[5]，下面对徒手肌力检查中的MRC分级标准进行介绍。

一、英国医学研究理事会肌力分级标准（MRC分级）

（一）工具介绍

MRC徒手肌力检查由Lovett分级标准逐步发展而来。康复医学领域中最早用的肌力评估方法是Lovett分级标准法，最早由美国哈佛大学矫形外科Robert Lovett教授于1912年提出[5]，并由Wright做出具体的描述[6]。1976年英国的医学研究理事会在Lovett分级法的基础上将运动幅度的程度和施加阻力的程度等进一步细分，提出了MRC数字分级标准，此后MRC分级标准被广泛应用于临床与科研。MRC法将肌力分为6级，即0～Ⅴ级。具体标准见表4-7。

表4-7　MRC肌力分级标准

测试结果	MRC分级
完全瘫痪，肌力完全丧失	0级
可见到或触摸到肌肉轻微的收缩，但无肢体运动	Ⅰ级
肢体可在床上移动，但不能抬起	Ⅱ级
肢体能抬离床面，但不能对抗阻力	Ⅲ级
能做对抗阻力的运动，但肌力减退	Ⅳ级
肌力正常	Ⅴ级

徒手肌力检查方法：先嘱患者做主动运动，注意观察其运动的力量和幅度；然后检查者给予一定的阻力，让患者做对抗运动，以判断肌力是否正常；依次检查各关节的运动力量，并注意两侧对比。

（1）上肢肌力：双上肢前平举、侧平举、后平举检查关节肌肉力量；屈肘、伸肘，检查肱二头肌肌肉力量和肱三头肌肌肉力量；屈腕、伸腕，检查腕部肌肉力量；五指分开相对，并拢、屈曲、伸直，检查各指关节肌肉力量。

（2）下肢肌力：仰卧位直抬腿、大腿内收外展，检查髋关节屈曲、内收、外展肌肉力量；仰卧位直抬腿、膝关节屈曲，检查伸髋、屈膝肌肉力量；仰卧位双下肢伸直，踝关节跖屈、背伸、内翻、外翻，检查踝关节肌肉力量。

（二）适用人群

徒手肌力检查适用于清醒并配合程度好的患者。

（三）应用情况

徒手肌力检查使用简便，不受场地限制，不仅广泛应用于运动系统、神经系统方面的肌力检测，还应用于持续硬膜外镇痛术后的肌力测试。夏晴等[4]在肢体肌肉功能评定的研究进展中，表明肌力检查是骨科体格检查中最主要的内容之一，其中徒手肌力检查为常用的肌力检查方法。2012年，Jorgen Riss Jepsen将徒手肌力测试应用于工作相关性上肢不适征的诊断中，表明徒手肌力测试是检测神经系统功能既简便、快速又有效的方法，这种测试方法除可用于诊断外，还能对治疗和预防产生积极的影响[7]。2013年，我国学者蔡伟华[8]在萘普生联合吗啡硬膜外镇痛用于剖宫产术后镇痛的临床观察，表明徒手肌力测试能准确评估持续硬膜外镇痛术后患者的肌力情况，对及时观察病情变化起到了不可忽视的作用。

（四）案例分析

1. 案例介绍

张某，男，59岁，因右膝关节疼痛3年加重半年于2016年10月1日步行入院，完善术前准备，患者于10月4日在全麻下行了右膝关节表面置换术，术后持续股神经阻滞镇痛，遵医嘱予以动态监测患者下肢肌力恢复情况。

操作方法如下。

（1）查看患者资料，了解患者基本情况。

（2）询问并检查患者病情、意识、合作程度，向患者说明肌力评估的目的与意义、注意事项，做好心理护理。

（3）术后立即：患者平卧，两腿自然伸直，嘱患者缓慢地抬高患肢。结果显示：患肢可在床上移动，但不能抬起，肌力为Ⅱ级。

术后4h：嘱患者平卧，两腿自然伸直，嘱患者缓慢地抬高患肢。可见患肢能抬离床面，这时检查者在患肢膝关节处施加阻力的同时再嘱患者抬高患肢。结果显示：患肢不能对抗阻力，肌力为Ⅲ级。

术后8h：嘱患者平卧，两腿自然伸直，嘱患者缓慢地抬高患肢，可见患肢能抬离床面，这时检查者在膝关节处施加较大阻力的同时再嘱患者抬高患肢。结果显示：患肢能做对抗阻力的运动，但肌力减退，肌力为Ⅳ级。

术后12h：嘱患者平卧，两腿自然伸直，嘱患者缓慢地抬高患肢，可见患肢能抬离床面，这时检查者在患肢膝关节处施加大的阻力的同时再嘱患者抬高患肢。结果显示：患肢能做对抗阻力运动，肌力正常，肌力为Ⅴ级。

术后24h：肌力正常。

术后48h：肌力正常，镇痛药物已用尽，遵医嘱予以拔出股神经镇痛泵，24h内严密观察患者的肌力情况。

术后72h：肌力正常。

2. 案例解析

（1）运动应始终以平稳的速度进行。

（2）检查者所加阻力必须逐渐递增，并保持与运动相反的方向。

（3）阻力施加的部位应是运动肢体的远端。

参考文献

［1］姜天乐，邓莹，贾东林，等. 帕瑞昔布钠对全膝关节置换术后股神经阻滞镇痛及膝关节功能恢复的影响——前瞻、双盲、随机对照研究［J］. 中国微创外科杂志，2014, 14(4): 334-337.

［2］董璐，周洁，等. 老年住院患者跌倒护理研究进展［J］. 中国康复理论与实践，2012, 18(1): 30-32.

［3］任海静，胡景萍，任海妹. 老年人肌力减退及预防的研究进展［J］. 中国老年学杂志，2013, 33(21): 5484-5487.

［4］夏晴，王立新，范利华. 肢体肌肉功能评定研究进展［J］. 法医学杂志，2011, 27(4): 290-294.

［5］王盛，姜文君. 徒手肌力检查发展史及分级进展［J］. 中国康复理论与实践，2015, 21(6): 666-669.

［6］Wright WG.Muscle training in the treatment of infantile Paralysis［J］. Bost Med Surg J, 1912, 167(17): 567-574.

［7］Jørgen Riss Jepsen, Carl-Göran Hagert. 徒手肌力测试在工作相关性上肢不适征诊断中的应用［J］. 环境与职业医学，2012, 29(12): 785-790.

［8］蔡伟华，刘欣，张晓春. 蔡普生栓联合吗啡硬膜外镇痛用于剖官产术后镇痛的临床观察［J］.广东医学院学报，2013, 31(2): 136-138.

（李凯霖）

二、Bromage运动阻滞评分

（一）工具介绍

Bromage运动阻滞评分是由美国麻醉师协会（ASA）于1965年提出来的，评估下肢运动阻滞程度的评分工具，主要用于行硬膜外麻醉、腰硬联合麻醉的患者[1,2]。国内已有多位学者[3~9]用Bromage运动阻滞评分测量术后患者下肢肌力，证明该评分是测量硬膜外麻醉、腰硬联合麻醉后患者肌力最敏感、最可靠的方法。Bromage运动阻滞评分共分为4级，即0～3级。具体评估标准见表4-8。

表4-8 Bromage运动阻滞评分标准

测试结果	Bromage分级
无运动阻滞，髋、膝、踝关节均能充分屈曲	0级
不能完成直腿抬高，但膝、踝关节均可充分屈曲	1级
不能屈曲膝关节，仅能屈曲踝关节	2级
不能屈曲踝关节或下肢不能运动	3级

Bromage 运动阻滞检查方法：患者麻醉后，嘱患者做下肢主动运动：仰卧位直抬腿，弯曲膝部，弯曲踝关节，注意其运动的能力，以判断其肌力情况，并注意两侧对比。

（二）适用人群

Bromage 运动阻滞检查适用于硬膜外麻醉、腰硬联合麻醉后的患者。

（三）应用情况

Bromage 运动阻滞检查方便，安全，可靠，因此，在临床麻醉领域中广泛用于硬膜外麻醉、腰硬联合麻醉后患者的下肢肌力检查[1~9]。目前，临床上已经发展出下肢肌力改良 Bromage 评分，描述语言更加简单明了：0分表示无下肢阻滞，1分表示不能抬腿，2分表示不能屈膝，3分表示不能屈踝。

（四）案例分析

1. 案例介绍

李某，男，49岁，因右下肢麻木疼痛半年于2017年2月15日步行入院，完善术前准备，患者于2月17日在腰硬联合麻醉下行腰椎间盘摘除术，术后返回病房，护士对患者行 Bromage 下肢运动阻滞检查。

操作过程如下。

（1）查看患者资料，了解患者疾病状况。

（2）询问并检查患者病情、意识、合作程度，向患者说明Bromage下肢运动阻滞检查目的与意义、注意事项，做好心理护理。

（3）术后立即：患者平卧，两腿自然伸直，嘱患者屈曲髋关节、膝关节、踝关节。结果显示：患者踝关节、膝关节、髋关节均不能屈曲，下肢不能运动，Bromage评分3级。未诉伤口及腰痛部疼痛等异常，判断为患者麻醉未失效，继续观察。

术后2h：嘱患者平卧，两腿自然伸直，嘱患者屈曲髋关节、膝关节、踝关节。结果显示：患者不能主动屈曲髋关节、膝关节，仅能屈曲踝关节，Bromage评分2级。患者麻醉部分失效，诉伤口疼痛，予NRS评估量表评估患者疼痛评分为2分，指导患者非药物镇痛方法：深呼吸，听音乐，予以心理疏导，保持病房环境舒适，安静，减少探视。

术后3h：嘱患者平卧，两腿自然伸直，屈曲髋关节、膝关节、踝关节。结果显示：患者不能主动屈曲髋关节，不能完成直腿抬高，但膝、踝关节均可充分屈曲，Bromage评分1级。患者麻醉部分失效，患者诉伤口疼痛，予NRS评估量表评估患者疼痛评分为4分，告知医生，遵医嘱予帕瑞昔布40mg+NS 10ml静脉推注，半小时后复评，患者疼痛评分2分。

术后4h：嘱患者平卧，两腿自然伸直，屈曲髋关节、膝关节、踝关节，结果显示：髋、膝、踝关节均能充分屈曲，Bromage评分0级。患者下肢无运动阻滞，麻醉已失效。患者诉伤口疼痛，予NRS评估量表评估患者疼痛评分为2分，指导患者非药物镇痛方法：深呼吸，听音乐，如有疼痛程度加重，及时按铃告知医护人员。

2. 案例解析

　　Bromage运动阻滞评分适用于硬膜外麻醉、腰硬联合麻醉患者的下肢运动情况的检查，因此，在使用 Bromage 运动阻滞评分时，一定要评估患者麻醉前有无双下肢活动障碍。

参考文献

［1］申才佳，范海涛，赵勇，等. 人工髋关节置换治疗高龄股骨转子间骨折疗效分析［J］.安徽医药，2013, 17(1): 76-78.

［2］Bromage PR. A comparison of the hydrochloride and carbon dioxide salts of lidocaine and prilocaine in epidural analgesia［J］. Acta Anaesthesiol Scand Suppl, 1965, 9(s16): 55-69.

［3］许尹丽. 不同比重布比卡因腰麻在老年髋关节置换术中的应用［J］. 广西医学，2011, 33(1): 54-56.

［4］王艳姝，周春燕，王凡. 罗比卡因和布比卡因在硬脊膜外阻滞中的应用［J］.吉林大学学报，2002, 28(5): 550-552.

［5］苏建林，唐建东，阳子华，等. 上肢骨科手术患者连续肌间沟术后镇痛的评价［J］.中国疼痛医学杂志，2014, 20(5): 318-320.

［6］邓略初，罗绍金，朱怀郡. 老年髋关节置换过程中硬膜外麻醉与腰-硬联合麻醉：血液动力学差异［J］. 中国组织工程研究，2015, 19(13): 1984-1988.

［7］卿朝辉，徐波，黎治滔，等. 连续腰丛阻滞联合单次局部阻滞在人工全膝关节表面置换术后镇痛中的应用［J］.广东医学，2015, 36(2): 256-258.

［8］周小建，李定鲲，黄志超. 小剂量轻比重布比卡因蛛网膜下腔-硬膜外联合麻醉在下肢骨折老年患者手术中的应用［J］.中华实用诊断与治疗杂志，2009, 23(8): 800-801.

［9］李蓉，费建平，翁建东. 罗哌卡因与左旋布比卡因腰麻对下肢手术术后恢复效果的比较［J］.中华临床医师杂，2016, 10(12): 1839-1842.

（黄天雯）

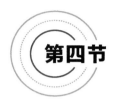

第四节　硬膜外镇痛感觉阻滞评估

持续硬膜外镇痛的方法是指将局麻药或（和）阿片类药物通过外接泵持续地注入硬脊膜外腔，阻滞脊神经传导功能，使其所支配区域的感觉或（和）运动功能在一段时间内丧失，从而达到镇痛效果方式。

一、硬膜外间隙的解剖生理知识

硬脊膜与椎管骨壁及韧带之间存在潜在的腔隙，称"硬膜外间隙"，内含脂肪、结缔纤维组织及丰富的静脉丛，其在枕骨大孔处闭合，与颅腔不直接交通，末端延伸至骶管的骶裂口。

将局麻药注入硬脊膜外腔，阻滞脊神经，在躯干的某一节段产生镇痛作用，称硬脊膜外腔阻滞镇痛。脊神经共31对，每对脊神经在皮肤上均按规定的区域分布。根据此分布规律，可以判断硬膜外腔阻滞镇痛时脊神经阻滞范围。神经阻滞先后顺序为：交感神经、温度感觉、痛觉、触觉、肌肉运动、压力感觉，最后是本体感觉。

交感神经阻滞后，其支配区域的阻力血管和容量血管均扩张，血管床容积迅速扩大，有效循环血容量相对不足。当阻滞平面在T_6以下，血压一般不至于下降，但在贫血或动脉硬化者，则容易出现血压下降。当阻滞平面超过T_4，通常会出现血压下降、心率减慢、回心血量减少。感觉神经纤维被阻滞后，其相同区域痛觉消失。运动神经纤维被阻滞后，其所支配的骨骼肌松弛。膈肌由$C_3 \sim C_4$神经支配，肋间肌由$T_1 \sim T_2$脊神经支配，膈肌和肋间肌完全麻痹，则自主呼吸消失，仅肋间肌完全麻痹，则呈现呼吸抑制。

因此，对于行持续硬膜外镇痛的患者进行感觉阻滞的评估尤为重要，是防止阻滞平面过高导致一系列不良反应的基础。

二、感觉阻滞评估

（一）测量推荐频率

24h内每4h一次，24h后每班一次。

（二）测量感觉阻滞平面

1. 测量方法

① 使用冰块或酒精；②从受影响的区域开始测试，逐渐向上移动；③直到患者出现感觉变化，感受到精确的冰凉感，即为感觉阻滞最上节段；④同法测出感觉阻滞最下节段；⑤评价左右两侧感觉阻滞平面是否对称。

2. 感觉阻滞平面过广的处理

① T_4或在乳头连线以上，通知麻醉科；②与手术切口部位比较，感觉阻滞平面过广，可能会影响患者血压，联系麻醉科；

③同时伴有其他症状，如腰、背、骶尾部剧烈疼痛等，怀疑并发硬膜外血肿或硬膜外腔感染，紧急联系麻醉科。

三、案例分析

（一）案例介绍

患者，男，46岁，因"车祸致左下肢疼痛、活动受限9^{+h}"入院。患者入院前9^{+h}骑摩托车与小汽车相向而撞，伤后左下肢疼痛、活动受限，骨折端外露。12^{+}年前行"左下肢骨折切开复位内固定术"。查体：T36.6℃，P89次/min，R20次/min，BP132/97mmHg。左下肢石膏外固定，可见膝上约4cm×4cm伤口，伤口敷料固定在位，可见渗血。左下肢膝关节处压痛明显，疼痛评分8分，可触及骨折断端。会阴部、肛区、双下肢皮肤感觉正常，会阴鞍区感觉正常，双侧足背动脉搏动可触及，感觉正常。左下肢肌力1级，膝关节因疼痛、活动受限拒检，双侧踝关节、双侧足趾活动可。急诊以"左侧股骨髁间髁上骨折、左侧胫腓骨开放性骨折"收入院。

入院后积极完善相关检查及术前准备，急诊在持续硬膜外麻醉下行"左下肢开放骨折清创缝合＋左侧股骨髁上髁间骨折外支架固定＋左侧胫骨干外支架固定术"，术后给予头孢西丁抗感染，加用地奥司明消肿，继续补液支持治疗，复查血常规、生化，患者疼痛缓解，病情好转。

神经阻滞平面具体方法：用冰块接触患者面部或颈部，让患者记住感觉后，用冰块接触患者的手术伤口敷料上缘皮肤，慢慢向上移动冰块，当患者皮肤感觉到变化时（冰冷时），即阻滞最上节段；然后从敷料包扎下缘同法向下移动冰块，当患者皮肤感觉到变化时（冰冷时），即阻滞最上节段；同法从对侧伤口相同平面开始移动冰块测出对侧阻滞的上下节段。

（二）案例解析

（1）进行持续硬膜外神经阻滞的患者需要同时观察镇痛效果、阻滞平面、血压变化、并发症等。

（2）阻滞平面测定时先要让患者感觉正常的冰块接触感觉，因此，要先将冰块接触不会被阻滞的部位，如：面颊或颈部。

（3）阻滞平面测定要双侧对比。

（李玲利）

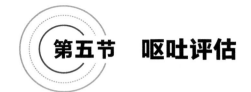

第五节　呕吐评估

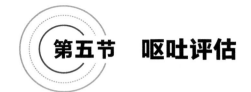

随着临床对围手术期镇痛的重视，多模式镇痛、个性化镇痛被广大医务工作者所提倡，但是由于术中麻醉药物的使用，麻醉后相对血容量不足导致的组织低灌注，手术刺激以及镇痛

药物特别是阿片类药物的应用等因素，都可能导致术后恶心呕吐（postoperative nausea and vomiting，PONV）发生。据报道，PONV发生率为20%～30%，对存在高危因素的患者，其发生率可高达80%，严重影响了患者的舒适度和康复进程[1]。因此，预测PONV的发生率，评估PONV的严重程度，区分轻微不适（即可以不予以治疗的PONV）和可能产生严重并发症的PONV（即有临床意义的PONV），是医护人员在防止术后恶心呕吐过程中的重要任务。

目前，常用的评价术后恶心呕吐的方法有WHO制定的PONV分级、PONV视觉模拟评分（PONV VAS）、术后恶心呕吐评价量表等。其中，WHO制定的PONV分级重在对恶心和呕吐的区分；PONV视觉模拟评分重在对患者的主观感受方面进行评估；术后恶心呕吐评价量表（表4-9）是由医务人员通过观察进行的评价，结果比较客观，能够指导医务人员及时有效地治疗需要干预的PONV，并可进行治疗效果的定量评价[2]。

一、术后恶心呕吐评价量表

（一）量表介绍

术后恶心呕吐评价量表（PONV intensity scale）由R.Wengritzky[3]等于2010年编制，目的是为了识别具有临床意义的术后恶心呕吐，为治疗提供线索。该量表是通过对医生、患者、家属关于术后恶心、呕吐特征的问卷调查，并使用心理测量的方法确定了描述PONV的特征变量，应用统计学方法确定各个变量的分值制定出来的，Cronbach's α系数为0.78。该量表主要涉及患者有无恶心呕吐、呕吐次数、恶心时间、恶心呕吐形式等情况，通过询问患者情况确定各个变量分值，进行简单的数学计算得出总的分值，详见表4-9。

表4-9　术后恶心呕吐评价量表

PONV 评估	得分/分
Q1 是否有呕吐或者干呕 a.没有 b.1或者2次 c.≥3次	0 2 50
Q2 是否有过恶心的体验，如果有，是否影响日常生活，比如下床、在床上自由翻身活动、正常行走或者饮食 　a.没有 b.有时 c.大部分时间 d.几乎全部时间	0 1 2 25
Q3 恶心呕吐的形式大多是 a.阵发性的 b.持续性的	1 2
Q4 恶心的持续时间（以h计算）	＿＿＿＿＿＿小时
	术后恶心呕吐强度评分：

在使用术后恶心呕吐评价量表时，若Q1答案为c则最终得分为50分；若为其他，则在Q1、Q2中选择最高的数值×Q3×Q4得出最终的分值，即术后6h的恶心呕吐强度评分。当患者评分≥50分时则具有临床意义，此时需要对患者进行干预。如果要定量整个围手术期的强度，则需将术后6h、24h和72h的最终评分相加。

（二）适用人群

术后恶心呕吐评价量表适用于行任何麻醉方式的术后患者恶心呕吐强度的评估。

（三）应用情况

因该量表使用简便，评估全面，可应用于各种麻醉方式，能够量化PONV区分暂时性PONV和具有临床意义的PONV，有助于调整治疗方案，比较各种方案的疗效，已在国外广泛应用[4, 5]。2011年，我国学者马楚洲将其应用于全麻下腹腔镜手术患者的术后恶心呕吐的评估，表明术后恶心呕吐评价量表作为一种新的PONV评估方法，量化性良好，可以指导国人术后恶心呕吐的有效防治[2]。

（四）案例分析

1. 案例介绍

文某，女，53岁，既往无晕动症及消化道系统疾病史，因双膝疼痛并活动受限10年就诊于骨科，2016年11月20日在全麻+神经阻滞麻醉下行了双侧全膝关节置换术，术后持续静脉镇痛（配方为：生理盐水90ml+舒芬太尼100μg+地佐辛10mg+昂丹司琼16mg）。患者回病房后出现持续恶心不适，术后6h内呕吐3次，术后恶心呕吐评价量表评分为50分（由于量表第一个问题选c，所以最终得分50），遵医嘱予以地塞米松2.5mg静脉滴注，2次/天；阿扎司琼10mg，静脉推注1次/天，同时指导患者做深呼吸训练，清淡饮食，少食多餐。患者呕吐症状仍未缓解，术后第一天发生呕吐3次，持续恶心，发生恶心的时间持续0.5h，患者大部分时间内无法完成康复锻炼，术后24h再次对患者进行术后恶心呕吐评价量表评分，评分为50分（得分方法同上），遵医嘱在原有的用药基础上增加氟哌利多1mg，静脉滴注2次/天。

患者恶心症状有所缓解，仅存在阵发性恶心，偶尔会影响日常生活，恶心的持续时间为0.2h，术后72h再次进行评估，术后恶心呕吐评价量表评分0分，遵医嘱停止用药，继续观察。

2. 案例解析

（1）使用该量表评价术后某个阶段的恶心呕吐强度时，评价的开始时间是上一阶段的结束，如：评价术后24h的得分时，是从术后第6h开始进行评价。

（2）术后恶心呕吐的评估是一个动态的过程，只有这样才会对治疗具有指导作用。

（3）术前需对患者存在术后恶心呕吐的危险因素进行评估，筛查高危人群，重点预防和观察。

参考文献

［1］吴会生，刘丹彦. 术后恶心呕吐（PONV）的风险因素及防治［J］. 医学教育探索，2008, 23(8): 888-891.

［2］马楚洲. PONV intensity scale在国人腹腔镜术后的应用分析［D］. 汕头大学，2012.

［3］Wengritzky R, Mettho T, Myles PS, et al. Development and validation of a postoperative nausea and vomiting intensity scale［J］. British Journal of Anaesthesia, 2010, 104(2): 158-166.

［4］Dalila V, Pereira H, Moreno C, et al. Postoperative Nausea and Vomiting: Validation of the Portuguese Version of the Postoperative Nausea and Vomiting Intensity Score［J］. Brazilian Journal of Anesthesiology（English Edition），2013, 63(4): 340-346.

［5］Allen ML, Leslie K, Jansen N. Validation of the postoperative nausea and vomiting intensity score in gynaecological patients［J］. Anaesth esia and Intensive Care, 2011, 39(1): 73-78.

（余婕，陈洁）

二、PONV视觉模拟评分

（一）量表介绍

视觉模拟评分（visual analog scale，VAS）作为心理学方法用于评价各种主观感受已有90余年，被广泛应用于感觉或心情的描述及测量[1]，有学者将VAS应用于术后恶心呕吐程度的评估。PONV视觉模拟评分（PONV VAS）方法参照疼痛视觉模拟评分，为应用最广泛的单维度测量工具。PONV VAS将一个10cm标尺从左至右分成10格，定义为：最左边为0，表示没有恶心，最右边为10，表示患者能够想象到的最剧烈的恶心（图4-1），VAS数值越大反映患者恶心感越严重[2]。国内有学者也证实PONV VAS评分高的患者其PONV强度量表评分也相应高，这两种量表间评分存在正相关关系，其相关系数为0.96[3]。使用该评估工具时，由患者将恶心感受标记在直线上，然后用尺子测量出0至患者所画竖线之间的距离即为该患者主观上的恶心强度。PONV VAS评分1～3分为轻度恶心，4～6分为中度恶心，7～10分为重度恶心[4,5]。

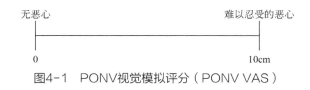

图4-1　PONV视觉模拟评分（PONV VAS）

（二）适用人群

这种评价方法简单、容易为患者理解，适用于患者PONV的快速评估。恶心作为一种主观不适，需要患者运用抽象思维评估自己的恶心程度，在PONV VAS标尺上标记时需要必要的感觉、运动和直觉能力，因此，对于老年人、年幼、理解能力差、文化程度较低、认知功能有障碍、视觉严重受损的患者，有一定的局限性[5,6]。

（三）应用情况

PONV VAS 结构简单，评估方法简单、易行，相对比较客观而且敏感，在临床上广泛应用于PONV的评估及治疗效果评价。PONV VAS的缺点是不能做患者之间的比较，只能对该患者自身前后进行比较。

目前临床上已经发展出很多PONV VAS 改良版本，更加方便评估者应用，包括PONV VAS标尺。将10cm的标尺进行0～10的标注，使用此标尺时，患者将恶心感受标记在直尺上，评估者只需读出数据即可，无需进行再次测量（图4-2）。

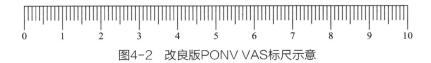

图4-2　改良版PONV VAS标尺示意

对于认知功能尚不完善的儿童，PONV的评估会结合面部表情量表法（图4-3）。

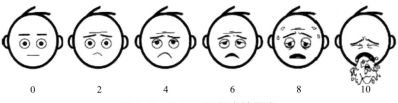

图4-3　PONV面部表情量表

（四）案例分析

1.案例介绍

王某，女，68岁，既往无晕动症及消化道系统疾病史，无吸烟史，因腰部反复疼痛、右下肢麻木、行走受限20年就诊于骨科，2017年7月12日在静脉全身麻醉下行腰椎椎管减压＋内固定＋植骨融合术，术后持续静脉PCA镇痛（配方为：生理盐水250ml＋吗啡250mg）。患者回病房后出现恶心不适，未呕吐，为了解患者恶心程度，采用PONV VAS进行评估。

操作如下。

（1）对患者是否存在PONV危险因素进行评估，筛查高危人群，重点预防和观察。

（2）评估时机：患者术后回病房即刻；术后6h；术后24h；患者主诉恶心感时；应用治疗恶心呕吐药物后1h进行效果评价。

（3）查看患者资料，了解患者疾病状况：患者神志清楚，学历为高中，无明显视觉障碍。

（4）询问并检查患者意识、合作程度，向患者说明PONV评估的目的与意义，注意事项，做好患者心理护理，取得患者配合。

（5）将PONV VAS放在患者易于看见的位置，询问患者："现在我将使用术后恶心评估标尺为您评分，这个尺子上，0表示无恶心，10cm表示您认为最剧烈的恶心感，请您在这个尺子上指出哪个位置最能表达您现在的恶心强度。"指导患者将恶心感受标记在VAS量尺上。

（6）该患者术后回病房即刻PONV VAS评分为7分，遵医嘱予以昂丹司琼10mg静脉注射，同时指导患者做深呼吸训练。用药后1h患者恶心症状缓解，PONV VAS评分为3分。

2. 案例解析

（1）对于存在PONV的患者进行重点监测，采用简化的Apfel[5]评分进行筛查，该患者为女性1分、无吸烟史1分、无晕动症及消化道系统疾病史0分、术后阿片类药物镇痛1分，总评分为3分，为PONV高危人群。

（2）PONV VAS的评估具有客观性，向患者解释时避免诱导性语言。

参考文献

［1］Snow S, Kirwan JR. Visual analogue scales: a source of error［J］. Annals of the Rheumatic Diseases, 1988, 47(6):526.

［2］Boogaerts JG, Vanacker E, Seidel L, et al. Assessment of postoperative nausea using a visual analogue scale［J］. Acta Anaesthesiologica Scandinavica, 2000, 44(4): 470-474.

［3］郑良杰，马楚洲，张长椿. PONV intensity scale 在国人腹腔镜术后的应用分析［J］. 中国基层医药，2013, (s1): 8-10.

［4］Jensen RV, Zachara NE, Nielsen PH, et al.Impact of O-GlcNAc on cardiopmtection by remote ischaemic preconditioning in non-diabetic and diabetic patients［J］. Cardiovase Res, 2013, 97(2): 369-378.

［5］Apfel CC, Koivuranta M, et al. A simplified risk Score for predicting postoperative nausea and vomiting:conclusions from cross-validations between two centers［J］. Anesthesiology, 1999, 91(3):693-700.

［6］Huffman LC，Koch SE，Butler KL. Coronary effluent from a preconditioned heart activates the JAK-STAT pathway and induces cardioprotection in a donor heart［J］. Am J Physiol Heart Circ Physiol, 2008, 294(1): H257-H262.

（杨旭，张燕）

附录

一、术后疼痛评估护理实践问卷（PPA-NPQ）

（一）系统化疼痛评估

由于患者正经历疼痛或治疗相关性疼痛，系统化常规化地评估患者疼痛、接受患者疼痛主诉可能比其他许多监控措施更为有效。（请在相应的位置打"√"）

1.您是否阅读过关于系统化或常规化疼痛评估的文献资料？（比如期刊论文，书籍，程序手册或者其他书面资料）

□否　　　　□是

2.在工作中或其他专业会议中，您是否听过有关系统化或常规化的疼痛评估？

□否　　　　□是

3.你所在科室的护士是否进行系统化或常规化的疼痛评估？

□否　　　　□是　　　　□护士不知道

4.你是否还有其他关于系统化或常规化疼痛评估的信息来源？

□否　　　　□是　　　　请具体写明_____

如果以上四项均回答"否"或"不知道"，请转至下一部分继续作答。如果任一问题答案为"是"，请继续作答5～6题，再转至下一部分。

5.护士是否应该对疼痛中的患者进行系统化或常规化的疼痛评估？

□否　　　　□是　　　　□不确定

6.你是否对患者进行定期的、书面的疼痛评估？

□从不　　　　□有时　　　　□总是

（二）评估患者自控镇痛装置（PCA）的使用

术后疼痛评估包含对镇痛药物的需要量和PCA装置实际输注量的

比较和记录（请在相应的位置打"√"）

7.您是否读过关于对患者PCA应用评估进行讨论的文献资料？（比如期刊论文，书籍，程序手册或者其他书面资料）

□否　　　　□是

8.在工作中或专业会议中，您是否听过关于患者PCA应用评估的描述？

□否　　　　□是

9.您所在科室的护士是否评估患者PCA的应用情况？

□否　　　　□是　　　　□不知道

10.您是否还有其他关于患者PCA应用评估的信息来源？

□否　　　　□是　　　　请具体写明＿＿＿＿＿＿＿＿

如果以上四项均回答"否"或"不知道"，请转至下一部分继续作答。如果任一问题答案为"是"，请继续作答11～12题，再转至下一部分。

11.护士是否应该评估患者PCA的应用情况？

□否　　　　□是　　　　□不确定

12.您是否评估患者PCA的应用情况？

□从不　　　　□有时　　　　□总是

（三）接受患者疼痛主诉

护士的责任是接受和尊重患者的疼痛主诉，而不只是接受和尊重患者的行为症状或生命体征。（请在相应的位置打"√"）

13.在已阅读的文献资料（比如期刊论文，书籍，程序手册或者其他书面资料）中，您是否听过这样的观点：患者的疼痛主诉比患者的行为症状或生命体征更应引起重视？

□否　　　　□是

14.在工作或学术会议中，您是否听过这样的观点：患者的疼痛主诉比患者的行为症状或生命体征更应引起重视？

□否　　　　□是

15.您所在科室的护士是否同意这样的观点：患者的疼痛主诉比患者的行为症状或生命体征更应引起重视？

□否　　　　□是　　　　□不知道

16.您是否还有其他关于接受患者疼痛主诉的信息来源？

□否　　　　□是　　　　请具体写明＿＿＿＿＿＿＿＿＿

如果以上四项均回答"否"或"不知道"，请转至下一部分继续作答。如果任一问题答案为"是"，请继续作答17～18题，再转至下一部分。

17.患者的疼痛主诉是否应该较患者的行为或生命体征而优先被采纳？

□否　　　　□是　　　　□不确定

18.您认为患者的疼痛主诉比患者的行为或生命体征更重要吗？

□不，从不　　　　□是，有时　　　　□是，总是

您还有其他任何关于术后疼痛管理实践或术后疼痛护理相关的问题吗？如果有，请写在以下空白内：

_____

二、疼痛管理知识和态度调查（KASRP）

（一）是与否选择（请圈出正确答案）

1.生命体征总是患者疼痛强度的可靠指征。　　　　（□对，□错）

2.因为神经系统没有发育成熟，两岁以下的小孩疼痛感觉比较迟钝，而且他对疼痛经历的记忆是有限的。　　　　（□对，□错）

3. 一个疼痛患者，如果可以做到从疼痛中转移注意力，通常意味着他的疼痛程度并不严重。　　　　　　　　　　　　（□对，□错）

4. 患者即使有剧烈的疼痛，也许仍然可以入睡。　（□对，□错）

5. 阿司匹林和其他非甾体抗炎镇痛药物不是有效的治疗骨转移性疼痛的药物。　　　　　　　　　　　　　　　　　（□对，□错）

6. 接受稳定剂量阿片类药物治疗超过数月的患者很少发生呼吸抑制。　　　　　　　　　　　　　　　　　　　（□对，□错）

7. 与应用单种镇痛药物相比，联合应用不同作用机制的镇痛药物（如联合应用阿片类和非甾体抗炎镇痛药物）可能能够产生较好的镇痛效果且比仅使用一种镇痛药的药物副作用少。　（□对，□错）

8. 吗啡 $1 \sim 2mg$ Ⅳ镇痛持续的时间通常为 $4 \sim 5h$。

（□对，□错）

9. 研究表明，异丙嗪和羟嗪是有效的阿片类药物增效剂。

（□对，□错）

10. 不应该对有药物滥用病史的患者应用阿片类药物。

（□对，□错）

11. 吗啡具有"封顶效应（dose ceiling)"（即：超过某一剂量之后，无论增加多少剂量，都不会产生更好的镇痛效果）。　（□对，□错）

12. 老年患者不能耐受阿片类药物作为镇痛药物。（□对，□错）

13. 我们应该鼓励患者在应用阿片类药物之前，尽可能地忍受疼痛。

（□对，□错）

14. 年龄在11岁以下的小孩的疼痛报告并不可靠，因此，护士在评估患者疼痛强度时，只能依靠孩子父母的评估。　（□对，□错）

15. 患者的精神信仰也许会让他们认为遭受和忍耐疼痛是必需的。

（□对，□错）

16. 给予初始剂量的阿片类药物之后，应根据患者的个体反应作出用药量的调整。　　　　　　　　　　　　　　（□对，□错）

17. 给患者注射无菌注射用水（安慰剂），是一种测试患者疼痛是否真实存在的有效方法。　　　　　　　　　　　　（□对，□错）

18. 羟考酮5mg+对乙酰氨基酚500mg口服量等于吗啡5～10mg口服量。　　　　　　　　　　　　　　　　　　（□对，□错）

19. 如果患者的疼痛病因并不明了，在疼痛评估阶段不应给予患者阿片类药物，因为这样会遮盖对疼痛病因的正确诊断。（□对，□错）

20. 单次应用抗惊厥药物如卡马西平后，会产生最理想的镇痛效果。

　　　　　　　　　　　　　　　　　　　　　（□对，□错）

21. 除非疼痛是由肌肉痉挛引起的，不然，苯二氮䓬类药物不是有效的镇痛药物。　　　　　　　　　　　　　　　（□对，□错）

22. 麻醉药物/阿片类药物成瘾是一种慢性的神经生物学疾病，特征为下列1项或以上行为：失去对麻醉药物使用的控制力、不得不用药、明知药物有损于身体仍继续使用、上瘾。　　　　（□对，□错）

（二）单选题（请钩出正确答案）

23. 对于持续性癌性疼痛患者，阿片类镇痛药物的最佳给药途径是：

A.静脉注射　　B.肌内注射　　　C.皮下注射

D.口服　　　　E.经直肠给药

24. 对于短暂、剧烈、突发的疼痛，如创伤或手术后疼痛，阿片类药物的最佳给药途径是：

A.静脉注射　　　B.肌内注射　　　　C.皮下注射

D.口服　　　　　E.经直肠给药

25.对于癌症患者持续的、中重度疼痛，下列哪种药物最适合使用：

A.可待因　　B.吗啡　　C.哌替啶　　D.曲马朵

26．下列哪项吗啡4h静脉给药量相当于吗啡30mg每4h的口服量?

    A.吗啡5mg IV q4h   B.吗啡10mg IV q4h

    C.吗啡30mg IV q4h   D.吗啡60mg IV q4h

27. 镇痛药物治疗术后疼痛的初始给药方式应该是：

    A.24h内按固定的方案给药   B.仅在患者要求给药时

    C.仅在护士决定患者有中等及以上程度不适时

28. 一位罹患癌症疼痛的患者每天接受阿片类药物治疗已有2个月。昨天，他接受了吗啡200mg/h IV镇痛治疗。今天，他接受了吗啡250mg/h IV镇痛治疗。在没有发生其他新的并发症的前提下，他发生严重呼吸抑制的可能性为：

    A.小于1%   B.1%～10%   C.11%～20%

    D. 21%～40%   E. ＞41%

29. 一位疼痛患者要求增加镇痛药物剂量的最可能的原因是：

    A.患者感觉疼痛加重

    B.患者焦虑与抑郁的感觉加重

    C.患者在寻求医务人员的进一步关注

    D.患者的要求与药物成瘾有关

30. 下列哪种药物用于治疗癌性疼痛有效?

    A.布洛芬   B.美施康定   C.加巴喷丁   D.上述全部

31. 最能准确地判断患者疼痛程度的人是：

    A.为其治疗的医生   B.患者的主管护士   C.患者

    D.药剂师   E.患者的配偶或其他家属

32. 在进行疼痛护理时，从患者的文化背景角度来说，下列哪种最佳?

    A. 由于人口的多样化，进行疼痛护理时，已经没有来自文化方面的影响

    B. 文化的影响可取决于个人的民族的特性（如亚洲人是坚韧的，意大利人是善于表达的）

C. 应该通过对患者个体的评估来确定文化因素对其的影响

D. 文化因素对患者的影响和个体的社会经济状况有关（如蓝领工人比白领更会报告疼痛）

33. 在出现疼痛的患者当中，有多大的可能这些人中原来就有酒精和（或）毒品滥用问题？

A. < 1%　　　　　B.5% ～ 15%

C.25% ～ 50%　　D.75% ～ 100%

34. 吗啡静脉给药后达到峰值效应的时间是：

A.15min　　B.45min　　C.1h　　D.2h

35. 吗啡口服给药达到峰值效应的时间是：

A.5min　　B.30min　　C.1 ～ 2h　　D.3h

36. 在阿片类药物突然撤药后，下列哪项是产生生理依赖性的表现：

A.阿片类药物突然撤药后出现的出汗、哈欠、腹泻及激惹症状

B.对药物使用失去自控力、不得不使用药物及成瘾

C.为了达到相同的药效要求增加药物剂量　　　D. A 和 B

（三）案例分析

下文列了2个案例，请你根据每位患者的情况做出疼痛的判断和用药的决定。

37. 患者 A: 安德鲁，25 岁，男性。这是他腹部手术后第一天。当你走入他的病房时，他朝你微笑，然后继续和来访者们聊天及开玩笑。评估结果如下：BP 120/80mmHg，HR=80次/分，R=18次/分，在0 ～ 10 的疼痛标尺上（0=无痛/无不适，10=最剧烈的疼痛/最严重程度的不适）安德鲁给自己的疼痛评分为8分。

A. 你需要在病历上记录患者的疼痛评分。请你在疼痛评分标尺上圈出安德鲁的疼痛评分。

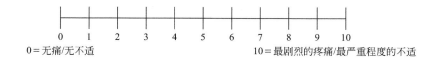

0=无痛/无不适   10=最剧烈的疼痛/最严重程度的不适

B. 你的上述疼痛评估结果是在安德鲁接受吗啡2mg IV 2h后得出的。在IV吗啡后半小时，他的疼痛评分在6～8分，且没有明显的呼吸抑制、镇静或其他棘手的药物不良反应发生。他认为2/10为他可以接受的疼痛缓解水平。医嘱：吗啡1～3mg IV prn 镇痛用。此时你将采取的措施是：

① 此时不需要用吗啡　　　　② 当即给予吗啡1mg IV

③ 当即给予吗啡2mg IV　　　　④ 当即给予吗啡3mg IV

38. 病人B：罗布特，25岁，男性。这是他腹部手术后第一天。但你走进他的病房时，他正静静地躺在病床上休息，你注意到他在翻身时脸上浮现出痛苦的表情。评估结果如下：BP120/80mmHg，HR=80次/分，R=18次/分，在0～10的疼痛标尺上（0=无痛/无不适，10=最剧烈的疼痛/最严重程度的不适）罗布特给自己的疼痛评分为8分。

A. 你需要在病历上记录患者的疼痛评分。请你在疼痛评分标尺上圈出罗布特的疼痛评分。

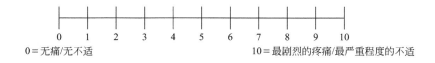

0=无痛/无不适   10=最剧烈的疼痛/最严重程度的不适

B. 你的上述疼痛评估结果是在罗布特接受吗啡2mg IV 2h后得出的。在IV吗啡后半小时，他的疼痛评分在6～8分，且没有明显的呼吸抑制、镇静或其他棘手的药物不良反应发生。他认为2/10为他可以接受的疼痛缓解水平。医嘱：吗啡1～3mg IV prn 镇痛用。此时你将采取的措施是：

① 此时不需要用吗啡　　　　②当即给予吗啡1mg IV

③ 当即给予吗啡2mg IV　　　　④当即给予吗啡3mg IV

三、卡尔森循证式疼痛管理先决条件量表（CPCI）

请仔细阅读每一个条目，根据您在过去工作中的实际经历，选定一个最能代表您观点的数字，对以下的陈述做出您的回答。每个条目只能选一个答案。

条目	从不	偶尔	有时	经常	总是
1. 评估患者的疼痛时，我会询问患者疼痛的性质	1	2	3	4	5
2. 评估患者的疼痛强度时，我会使用某种疼痛评估工具（数字的或者文字的）	1	2	3	4	5
3. 我对患者疼痛程度的评估是通过患者对其疼痛程度描述完成的	1	2	3	4	5
4. 我会将患者对其疼痛程度的描述记录在相关的记录单上	1	2	3	4	5
5. 我会评估镇痛措施的有效性	1	2	3	4	5
6. 在完成疼痛评估后，我会询问患者是否需要采取镇痛措施	1	2	3	4	5
7. 在评估患者疼痛时，我会评估疼痛持续的时间	1	2	3	4	5
8. 给予患者口服镇痛药后，我会在30～45min再次评估以了解疼痛缓解的情况	1	2	3	4	5
9. 当患者疼痛不能缓解时，我不会主动向医生报告，而是等待医生查房时自己发现或者在查房时予以报告	1	2	3	4	5
10. 我会等待患者告诉我他的疼痛情况或是要求采用镇痛措施，而不会主动询问患者是否需要增加额外的镇痛药	1	2	3	4	5
11. 我会记录某项镇痛措施能够有效控制患者疼痛的时间	1	2	3	4	5

条目	完全不同意	基本不同意	不确定	基本同意	完全同意
12. 在我的工作单位，患者的疼痛通常都能得到很好的控制	1	2	3	4	5
13. 疼痛不能充分、适当地缓解很常见	1	2	3	4	5
14. 我的同事会低估患者疼痛的严重性	1	2	3	4	5
15. 在采取疼痛控制措施方面，我会比我的同事更加积极	1	2	3	4	5
16. 患者能够得到足够的、适当的镇痛措施	1	2	3	4	5
17. 医生和护士往往会轻易接受"无法缓解的疼痛"的说法	1	2	3	4	5
条目	从不	偶尔	有时	经常	总是
18. 除了在我工作的科室，我还跟其他护士交流或者合作	1	2	3	4	5
19. 在工作中我被任命为或者被同事们视为领导者	1	2	3	4	5
20. 对于某些新想法或新做法，同事们会询问我的看法和意见	1	2	3	4	5
21. 如果有研究证实某一新方法/做法有效，我会尝试去做	1	2	3	4	5
22. 我不愿意尝试新方法/做法，除非在我过去的经历中，类似的做法确实有效	1	2	3	4	5
23. 我需要别人的鼓励以促使我尝试新方法/做法	1	2	3	4	5

附
录

条目	完全不同意	不同意	不确定	同意	完全同意
24. 医生们总是不愿意给患者开具阿片类（吗啡、哌替啶、芬太尼、可待因、曲马朵等）镇痛药	1	2	3	4	5
25. 对于阿片类镇痛药的医嘱，护士在执行时表现得很勉强或者很不情愿	1	2	3	4	5
26. 值班医生通常不愿意给患者开具额外的镇痛药物	1	2	3	4	5
27. 临床工作中，护士往往没有足够的时间去实施疼痛管理	1	2	3	4	5
28. 当患者的疼痛未得到有效控制时，护士对是否要向医生报告有所迟疑、犹豫不决	1	2	3	4	5
29. 医生给患者开具镇痛药时，通常给药剂量太小而且间隔时间太长	1	2	3	4	5
30. 由于担心药物的副作用（恶心或者便秘等），医嘱中的阿片类镇痛药的开具次数往往少于其实际需要	1	2	3	4	5

（胡呈慧，姜鲜银）